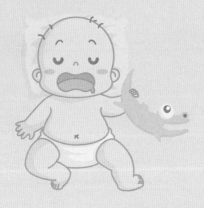

组织编写 全国妇幼健康研究会科普专业委员会

丛书总主编 张 巧

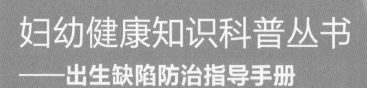

妇幼健康知识科普丛书
——出生缺陷防治指导手册

主 编 孙丽洲

副主编 瞿 琳 王 珏 杨 芳

人民卫生出版社
·北 京·

图书在版编目（CIP）数据

出生缺陷防治指导手册 / 孙丽洲主编 . —北京：
人民卫生出版社，2022.8
（妇幼健康知识科普丛书）
ISBN 978-7-117-33424-2

Ⅰ. ①出⋯　Ⅱ. ①孙⋯　Ⅲ. ①新生儿疾病 —先天性畸
形 —预防（卫生）—手册　Ⅳ. ①R726.2-62

中国版本图书馆 CIP 数据核字（2022）第 141032 号

人卫智网	www.ipmph.com	医学教育、学术、考试、健康，
		购书智慧智能综合服务平台
人卫官网	www.pmph.com	人卫官方资讯发布平台

妇幼健康知识科普丛书
——出生缺陷防治指导手册
Fuyou Jiankang Zhishi Kepu Congshu
——Chusheng Quexian Fangzhi Zhidao Shouce

主　　编：孙丽洲
出版发行：人民卫生出版社（中继线 010-59780011）
地　　址：北京市朝阳区潘家园南里 19 号
邮　　编：100021
E - mail：pmph @ pmph.com
购书热线：010-59787592　010-59787584　010-65264830
印　　刷：北京华联印刷有限公司
经　　销：新华书店
开　　本：889 × 1194　1/32　印张：5.5
字　　数：153 千字
版　　次：2022 年 8 月第 1 版
印　　次：2022 年 9 月第 1 次印刷
标准书号：ISBN 978-7-117-33424-2
定　　价：30.00 元

打击盗版举报电话：010-59787491　E-mail：WQ @ pmph.com
质量问题联系电话：010-59787234　E-mail：zhiliang @ pmph.com
数字融合服务电话：4001118166　E-mail：zengzhi @ pmph.com

编　者（以姓氏笔画为序）

丁　新（首都医科大学附属北京妇产医院）

王　珺（南京医科大学第一附属医院）

王彦林（中国福利会国际和平妇幼保健院）

宁魏青（南京医科大学第一附属医院）

朱宝生（云南省第一人民医院　昆明理工大学附属医院）

乔　宠（中国医科大学附属盛京医院）

祁文瑾（昆明医科大学第一附属医院）

孙丽洲（南京医科大学第一附属医院）

杨　芳（南方医科大学珠江医院）

赵　萌（南京医科大学第一附属医院）

姜海风（南京医科大学第一附属医院）

顾海涛（南京医科大学第一附属医院）

唐维兵（南京医科大学附属儿童医院）

鲁　勇（南京大学医学院附属口腔医院）

瞿　琳（南京医科大学第一附属医院）

妇幼健康知识科普丛书

总 顾 问 江　帆

顾　　问 张世琨　魏丽惠　李　坚

总 主 编 张　巧

丛书编委会成员（以姓氏笔画为序）

王　芳（成都电子科技大学医学院附属妇女儿童医院）

王建东（中国人民解放军总医院第一医学中心）

毛　萌（四川大学华西第二医院）

华　彬（北京医院）

刘文利（北京师范大学）

孙丽洲（南京医科大学第一附属医院）

李　叶（北京医院）

李　莉（首都医科大学附属北京儿童医院）

李　瑛（江苏省卫生健康发展研究中心）

李从铸（汕头大学医学院附属肿瘤医院）

张　巧（北京医院）

赵卫东（中国科技大学附属第一医院）

胡丽娜（重庆医科大学附属第二医院）

徐先明（上海交通大学附属第一人民医院）

章红英（首都医科大学）

学术秘书 苗　苗（北京医院）

序　言

　　中国有 14 亿总人口,妇女儿童 8.8 亿,妇女儿童健康问题始终是人类社会共同面对的基础性、全局性和战略性问题,对人口安全、经济社会发展以及国家的全面发展都具有重大意义。妇幼健康是衡量人民健康水平的重要标志,也是一个国家文明程度的重要标志。面对当今世界百年未有之大变局,我们不仅要全力守卫妇女儿童生命安全与健康,更要从民族复兴、国家安全的高度,不断增进妇女儿童的健康福祉,这是全社会的共同责任。

　　习近平总书记多次强调,科技创新、科学普及是实现创新发展的两翼,要把科学普及放在与科技创新同等重要的位置。全国妇幼健康研究会始终坚持把提升妇幼健康领域的科技创新和推进科学普及作为同等重要的职责,团结凝聚各专业领域的权威专家和学科带头人,既加快学科发展,又把科普作为重点任务,共同积极推进,为提升妇女儿童健康水平作贡献。全国妇幼健康研究会于 2020 年 8 月专门成立了科普专业委员会,就是要在补短板上下功夫,探索科普之路,学会科普的方式方法,努力在妇幼健康领域多出精品,为实现新时代健康中国建设战略目标、提升妇女儿童健康水平提供重要的支撑。

我们高兴地看到，科普专业委员会在张巧主任委员带领下，各位专家齐心合力，针对妇女儿童健康需求，精心策划编撰了"妇幼健康知识科普丛书"。这套丛书内容丰富，覆盖了婴幼儿、青少年、孕妇、中老年的全生命周期，还详细介绍了生殖与避孕、女性肿瘤、乳腺疾病等妇科常见疾病的预防与治疗知识。这套丛书集科学性、独创性、通俗性、艺术性为一体，是一次生动而有意义的积极尝试。

参与这套科普丛书编写的专家，均为本领域优秀的权威专家，亲历了国家发展与进步的历史进程，几十年风风雨雨的经历与专业经验，形成了他们特有的品质与情怀，他们带着承前启后、继往开来的职责和使命，完成了编写。相信这是一套高品质的科普丛书，广大读者会在这里找到解决困惑与问题的满意答案。

这是一次难得的科普实践，是为提升公民科学素质做的一件惠及百姓的实事，也是各位专家一道向建党百年华诞的献礼！感谢各位专家的努力与付出！

最后，对本丛书的成功出版表示由衷祝贺！

第十二届全国人大农业与农村委员会副主任委员
国家卫生健康委员会原副主任
全国妇幼健康研究会会长

2021 年 6 月

前　言

我国是人口大国,同时也是出生缺陷高发国家。出生缺陷和残疾不仅给家庭成员造成长期的心理负担和精神痛苦,也给社会带来沉重的经济负担。社会主义新时代建设亟须提高人口素质,这是我国当前面临的非常紧迫并且重要的问题,而出生缺陷则是影响人口素质的重要因素之一。

2021年10月国家卫生健康委发布的《健康儿童行动提升计划(2021—2025年)》中提到,要完善出生缺陷防治网络,并推进出生缺陷三级防治服务,全面降低出生缺陷的发生,同时加强对出生缺陷儿的后期管理及治疗,提高其生活质量。我国目前社会保障水平仍有待提高,在中西部地区仍可能出现出生缺陷导致的因病致贫现象。普及优生科学知识,通过科学的手段降低出生缺陷的发生率,提高人口素质,成为我国当下促进经济社会又好又快发展的基础性工作。

本书根据国家目前对出生缺陷防治的政策及我国出生缺陷发生的状况,针对出生缺陷的三级预防工作,逐项展开,深入浅出地讲述三级预防的概念及囊括的内容,育龄期妇女如何应对,以取得社会、医院、家庭的有机结合与共同参与,切实降低出生缺陷发生率,降低缺陷儿残亡率,提高人口素质。本书邀请了全国出生缺陷防治领域著名专家撰写,他(她)们均来自产科临床、产前诊断及儿童外科一线工作岗位。本书内容与国家政策接轨,涵盖从孕前健康检查、孕前咨询,到孕期产前筛查、产前诊断、胎儿医学,直至产后针对出生缺陷干预的三级防治知识。

本书兼具学术性与科普性,面向广大基层普通人群。语言表达通俗易懂,可执行性强,尽量回避生涩难懂的专业词汇,让所有识字的育龄期妇女均可读懂并可以照章执行。本书重在让育龄期妇女了解如何尽量回避可能引起出生缺陷的相关危险因素,防止出生缺陷儿的发生,强调防大于治的观念;并且让大家了解,如果孩子为出生缺陷儿,家长可以寻求到什么样的医学帮助。降低出生缺陷发生率,减少缺陷儿残亡,提高人口素质,所有医务工作者任重而道远。

本书的编写过程中得到了许多医学工作者的大力支持,分别是来自江苏省妇幼保健院的张永生、孔祥萦、陈斌、沈沉、陈爱东,南京医科大学附属儿童医院的谢华、黄立渠、钱静、郑朋飞,昆明医科大学第一附属医院的黄蓉,中国医科大学附属盛京医院的李媛媛,云南省第一人民医院的章锦曼,在此一并表示诚挚感谢!

感谢全体编写人员的无私奉献,你们精益求精及忘我的工作精神令人感动! 由于我们学识有限,书中难免存在不妥和疏漏之处,诚恳期望广大同行专家和读者在阅读过程中予以批评指正。

孙丽洲

2022 年 5 月于南京

目　录

第一章　出生缺陷……………………………………………………………1

　第一节　出生缺陷的定义与分类…………………………………………2

　　一、什么是出生缺陷……………………………………………………2

　　二、我国出生缺陷的发生情况…………………………………………2

　　三、出生缺陷中先天畸形的常见分类…………………………………3

　第二节　出生缺陷发生原因………………………………………………3

　　一、出生缺陷发生的原因………………………………………………3

　　二、什么是遗传病,遗传病是如何遗传的……………………………4

　　三、父母都好好的,孩子可能会有出生缺陷吗………………………5

　　四、什么是隔代遗传……………………………………………………5

　　五、什么是环境致畸物,接触了环境致畸物胎儿

　　　　就一定畸形吗………………………………………………………5

　第三节　出生缺陷干预策略………………………………………………6

　　一、一级预防……………………………………………………………6

　　二、二级预防……………………………………………………………6

　　三、三级预防……………………………………………………………6

第二章　出生缺陷的一级预防………………………………………………7

　第一节　婚前咨询指导……………………………………………………8

　　一、为什么要进行婚前咨询指导………………………………………8

二、婚前咨询指导包含哪些内容 ······························· 8

三、哪些关系算近亲,为什么近亲不能结婚 ············· 11

第二节 孕前优生健康检查风险评估 ···························· 12

一、为什么要进行孕前优生健康检查 ···················· 12

二、计划妊娠前要做哪些准备 ······························· 13

第三节 孕前体格检查 ·· 14

一、常规体格检查 ··· 14

二、女性生殖系统检查 ··· 15

三、男性生殖系统检查 ··· 16

第四节 孕前实验室检查风险评估 ································· 17

一、女性常规血液检查 ··· 17

二、女性尿液常规和肾功能检测 ···························· 18

三、阴道分泌物检查 ··· 18

四、血型检查 ·· 20

五、育龄期妇女感染了乙肝病毒,可以怀孕吗 ········· 20

六、育龄期妇女感染了艾滋病病毒,可以怀孕吗 ······ 22

七、育龄期妇女感染了梅毒螺旋体,可以怀孕吗 ······ 22

八、TORCH 检查是什么,孕前需要做吗 ··············· 23

第五节 妇科超声常规检查风险评估 ···························· 24

一、怀孕前是不是一定要做子宫 B 超 ···················· 24

二、B 超什么时候做,通过做 B 超要了解哪些问题 ···· 25

第六节 孕前病史询问风险评估 ···································· 26

一、疾病史 ··· 26

二、用药史 ··· 32

三、避孕史 ··· 36

四、不良妊娠史 ··· 37

五、家族史 ··· 38

六、生活史 ··· 39

第三章 出生缺陷的二级预防 ···································· 45

第一节 早期妊娠指导 ·· 46

一、重视早期妊娠表现 ··· 46

二、孕早期注意危险信号 ··· 47

第二节　妊娠期母体常见慢性疾病指导 ··············· 48

一、妊娠合并心脏病 ··· 48

二、妊娠合并高血压 ··· 48

三、妊娠合并糖尿病 ··· 49

四、妊娠合并贫血 ·· 49

五、妊娠合并系统性红斑狼疮 ···································· 50

六、妊娠合并慢性肾炎 ··· 50

第三节　妊娠期药物咨询 ································· 51

一、妊娠期药物致畸咨询 ·· 51

二、妊娠期常见疾病的用药指导 ·································· 52

第四节　妊娠期感染性疾病咨询 ······················ 54

一、孕期 TORCH 检查有什么意义 ····························· 54

二、"艾梅乙"宫内垂直传播的监测、治疗及阻断 ········ 55

三、孕期患流感怎么办 ··· 57

四、孕期感染新冠肺炎怎么办 ····································· 57

第五节　妊娠期环境因素与出生缺陷防治咨询 ········ 59

一、孕期不良生活习惯 ··· 59

二、孕期营养与出生缺陷 ·· 64

三、妊娠期影像学诊断技术 ··· 65

第六节　双胎与多胎妊娠 ································· 68

一、为什么双胎比单胎妊娠风险大 ······························ 68

二、什么是复杂性双胎 ··· 70

三、双胎输血综合征 ··· 70

四、选择性胎儿宫内生长受限 ····································· 71

五、双胎之一胎死宫内 ··· 72

六、三胎妊娠 ·· 74

第七节　产前超声软指标及微小异常 ·················· 75

一、产前超声检查时机、超声特征、准确性 ················ 75

二、什么是超声软指标 ··· 77

三、为什么要做 NT 检查 ·················· 77

四、鼻骨缺失 ··························· 78

五、静脉导管异常波形 ··················· 78

六、胎儿心内强回声光点 ················· 79

七、胎儿肠管回声增强 ··················· 79

八、侧脑室扩张 ······················· 80

九、颅后窝增宽 ······················· 81

第八节　产前超声筛查与诊断结构异常 ········· 82

一、脑积水——大头娃娃 ················· 82

二、唇腭裂——上帝之吻 ················· 82

三、淋巴水囊瘤——太空衣征 ·············· 83

四、先天性心脏病——折翼的天使 ··········· 84

五、肺囊腺瘤——迷失的肺组织 ············ 85

六、膈疝——破损的天花板 ··············· 85

七、肾脏多囊性改变——变异的葡萄串 ········ 86

八、肾积水——排不出的水 ··············· 87

九、消化道闭锁——堵住的食物通道 ········· 88

十、胎儿腹腔包块——肚子里的大小泡泡 ······ 88

十一、骶尾部畸胎瘤——脊柱后面的跟屁虫 ····· 88

十二、腹裂——开天窗的肚皮 ·············· 89

十三、胎儿骨骼畸形——残缺的瓷娃娃 ········ 89

十四、胎儿水肿——海绵宝宝 ·············· 90

第九节　遗传学产前筛查 ·················· 90

一、母体血清学产前筛查 ················· 90

二、无创产前胎儿游离 DNA 检测 ··········· 94

第十节　细胞遗传学产前诊断 ··············· 97

一、哪些孕妇需要做胎儿染色体核型分析 ······ 97

二、胎儿染色体核型检查所需的胎儿细胞有哪些

获取方法 ·························· 98

第十一节　分子遗传学产前诊断 ············· 99

第十二节　介入性产前诊断咨询 ············· 101

一、绒毛穿刺取样 ⋯⋯⋯⋯⋯⋯⋯⋯⋯⋯⋯⋯⋯⋯⋯⋯ 101

二、羊膜腔穿刺 ⋯⋯⋯⋯⋯⋯⋯⋯⋯⋯⋯⋯⋯⋯⋯⋯⋯ 102

三、脐静脉穿刺 ⋯⋯⋯⋯⋯⋯⋯⋯⋯⋯⋯⋯⋯⋯⋯⋯⋯ 104

第十三节　产前筛查及产前诊断转诊流程 ⋯⋯⋯⋯⋯⋯⋯ 106

一、产前筛查机构 ⋯⋯⋯⋯⋯⋯⋯⋯⋯⋯⋯⋯⋯⋯⋯⋯ 106

二、产前诊断机构 ⋯⋯⋯⋯⋯⋯⋯⋯⋯⋯⋯⋯⋯⋯⋯⋯ 107

三、产前筛查与产前诊断服务网络转诊 ⋯⋯⋯⋯⋯⋯⋯ 107

第四章　出生缺陷的三级预防 ⋯⋯⋯⋯⋯⋯⋯⋯⋯⋯⋯ 109

第一节　新生儿疾病筛查 ⋯⋯⋯⋯⋯⋯⋯⋯⋯⋯⋯⋯⋯⋯ 110

一、为什么要进行新生儿疾病筛查 ⋯⋯⋯⋯⋯⋯⋯⋯⋯ 110

二、新生儿遗传代谢病筛查 ⋯⋯⋯⋯⋯⋯⋯⋯⋯⋯⋯⋯ 110

三、新生儿听力筛查 ⋯⋯⋯⋯⋯⋯⋯⋯⋯⋯⋯⋯⋯⋯⋯ 111

四、新生儿先天性心脏病筛查 ⋯⋯⋯⋯⋯⋯⋯⋯⋯⋯⋯ 111

第二节　先天性心脏病的评估与治疗 ⋯⋯⋯⋯⋯⋯⋯⋯⋯ 111

一、房间隔缺损 ⋯⋯⋯⋯⋯⋯⋯⋯⋯⋯⋯⋯⋯⋯⋯⋯⋯ 112

二、室间隔缺损 ⋯⋯⋯⋯⋯⋯⋯⋯⋯⋯⋯⋯⋯⋯⋯⋯⋯ 113

三、动脉导管未闭 ⋯⋯⋯⋯⋯⋯⋯⋯⋯⋯⋯⋯⋯⋯⋯⋯ 114

四、先天性主动脉缩窄 ⋯⋯⋯⋯⋯⋯⋯⋯⋯⋯⋯⋯⋯⋯ 116

五、法洛四联症 ⋯⋯⋯⋯⋯⋯⋯⋯⋯⋯⋯⋯⋯⋯⋯⋯⋯ 117

第三节　呼吸系统疾病的评估与治疗 ⋯⋯⋯⋯⋯⋯⋯⋯⋯ 118

一、先天性膈疝 ⋯⋯⋯⋯⋯⋯⋯⋯⋯⋯⋯⋯⋯⋯⋯⋯⋯ 119

二、先天性肺囊腺瘤 ⋯⋯⋯⋯⋯⋯⋯⋯⋯⋯⋯⋯⋯⋯⋯ 120

三、隔离肺 ⋯⋯⋯⋯⋯⋯⋯⋯⋯⋯⋯⋯⋯⋯⋯⋯⋯⋯⋯ 121

四、先天性肺发育不良 ⋯⋯⋯⋯⋯⋯⋯⋯⋯⋯⋯⋯⋯⋯ 121

五、先天性气管狭窄 ⋯⋯⋯⋯⋯⋯⋯⋯⋯⋯⋯⋯⋯⋯⋯ 122

第四节　消化系统疾病的评估及治疗 ⋯⋯⋯⋯⋯⋯⋯⋯⋯ 123

一、先天性食管闭锁及气管食管瘘 ⋯⋯⋯⋯⋯⋯⋯⋯⋯ 123

二、十二指肠闭锁和狭窄 ⋯⋯⋯⋯⋯⋯⋯⋯⋯⋯⋯⋯⋯ 124

三、先天性巨结肠 ⋯⋯⋯⋯⋯⋯⋯⋯⋯⋯⋯⋯⋯⋯⋯⋯ 125

四、先天性肛门直肠畸形 ⋯⋯⋯⋯⋯⋯⋯⋯⋯⋯⋯⋯⋯ 127

五、先天性胆管扩张症 ……………………………… 128

六、脐膨出 ………………………………………… 130

七、先天性腹裂 …………………………………… 131

第五节 泌尿系统疾病的评估及治疗 ……………… 132

一、先天性肾脏畸形 ……………………………… 132

二、先天性尿道畸形 ……………………………… 135

三、先天性隐睾 …………………………………… 137

四、鞘膜积液 ……………………………………… 139

第六节 神经系统疾病的评估及治疗 ……………… 140

一、脊柱裂 ………………………………………… 140

二、小头畸形 ……………………………………… 142

三、先天性脑积水 ………………………………… 142

第七节 骨骼系统疾病的评估及治疗 ……………… 143

第八节 耳鼻喉疾病的评估与治疗 ………………… 145

一、先天性耳前瘘管 ……………………………… 145

二、先天性耳廓畸形 ……………………………… 145

三、先天性外耳道闭锁与中耳畸形 ……………… 146

四、外鼻畸形 ……………………………………… 147

第九节 面部畸形与治疗 …………………………… 148

一、先天性唇裂、腭裂与面裂 …………………… 148

二、小颌畸形 ……………………………………… 150

三、牙发育异常 …………………………………… 151

第十节 皮肤疾病及治疗 …………………………… 152

一、色素痣 ………………………………………… 152

二、血管瘤 ………………………………………… 153

参考文献 ………………………………………………… 155

第一章　出生缺陷

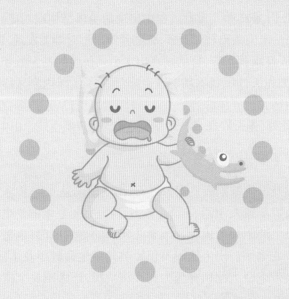

第一节　出生缺陷的定义与分类

一、什么是出生缺陷

生一个健康可爱的宝宝是每个家庭的心愿,然而遗传、不良的行为及环境等因素随时会威胁胎儿的健康,可能导致出生缺陷。

说到出生缺陷,可能很多人立刻会想到"缺只胳膊少条腿",或痴痴傻傻,觉得那样才算有缺陷。其实不然! 出生缺陷的概念非常广,一般来说,凡是在胎儿发育过程中出现的身体结构或功能异常,都叫出生缺陷。出生缺陷种类繁多,有些异常出生时即能发现,比如多指、兔唇、先天性脑积水等,有的则在出生后一段时间甚至数年后才逐步显现,比如先天性甲状腺功能减退症(呆小症)、苯丙酮尿症等多种遗传性代谢病,21-三体综合征、18-三体综合征、13-三体综合征等染色体异常,此外,先天性盲、聋、智力障碍等发育残疾也属于出生缺陷。

二、我国出生缺陷的发生情况

我国是出生缺陷高发国家之一,出生缺陷总发生率约 5.6%。由于我国人口基数大,出生人口总数多,所以每年新增的出生缺陷例数较多。出生缺陷现已成为我国婴儿死亡的首要原因,也是导致儿童残疾的重要原因。出生缺陷不仅影响儿童生命健康及生活质量,给家庭社会带来巨大的精神压力和经济负担,还影响整个国家的人口素质。国家生育政策调整后,随之而来的是高龄孕产妇(≥35岁)人数明显增加,这些都使出生缺陷发生风险增加。

我国政府高度重视出生缺陷防治,经过多年努力,我国出生缺陷防治体系逐步完善,出生缺陷防治工作成效初步显现。一些严重出生缺陷的产前检出率越来越高,也使得很多患儿能够得到及时治疗和干预救治,在一定程度上减少了残疾、死亡等不良结局。

三、出生缺陷中先天畸形的常见分类

出生缺陷中 60%~70% 是先天畸形。先天畸形是以形态结构异常为主要特点的出生缺陷,临床表现形态多种多样,发生过程非常复杂,因此,有必要对其进行科学分类。先天畸形有多种分类方法。

1. **单发畸形和多发畸形** 单发畸形指身体某一个器官或组织出现缺陷,约占主要畸形的 60%。多发畸形通常指一个人身体同时发生两种或两种以上器官或组织缺陷,有的多发畸形还可以进一步诊断为综合征、序列征和联合征,如 21-三体综合征(唐氏综合征)、并腿畸胎序列征(美人鱼)、CHARGE 联合征等。

2. **体表畸形和内脏畸形** 体表畸形,顾名思义指用肉眼观察就能发现和诊断的缺陷,如唇裂、多指等。内脏畸形,则指发生在身体内某个器官或组织的畸形,如先天性心脏病、先天性脑积水等,这部分畸形往往需要借助一定的检查手段才能发现。

3. **严重畸形和微小畸形** 严重畸形指威胁生命、严重影响生存质量的畸形,或一些需要比较复杂的医学处理或康复,否则将危及生命的畸形。微小畸形通常不威胁生命,不引起明显残疾,微小畸形种类繁多,最大的价值在于为诊断特定或严重畸形提供有价值的线索。

（宁魏青）

第二节 出生缺陷发生原因

一、出生缺陷发生的原因

出生缺陷发生的原因多而复杂,通常认为出生缺陷可由遗传因

素、环境因素、遗传和环境因素相互作用而导致。《全球出生缺陷报告》指出,出生缺陷发生原因的比例,遗传因素约占 40%,环境因素占 5%~10%,遗传和环境因素相互作用或原因不明占 50% 左右。

1. 遗传因素 主要指受孕前即发生的原因,包括染色体和基因等遗传物质的异常,疾病种类包括染色体异常、单基因遗传病等。

2. 环境因素 主要包括生物性因素(如风疹病毒、巨细胞病毒等)、物理性因素(如 X 射线、放射性核素、高温等)、化学性因素(如铅、汞、砷、亚硝酸盐等)、致畸药物(如抗肿瘤药物、四环素、链霉素、庆大霉素等),此外,碘、叶酸等营养素的缺乏,吸烟、饮酒、毒品摄入等,均有可能导致胎儿畸形。

3. 遗传和环境因素相互作用或原因不明 这类原因约占 50%,比如多基因遗传病等。目前对遗传与环境因素相互作用的研究还处于探索阶段,未来随着出生缺陷的原因不断被发现或确认,此类原因的比例将逐渐降低。

二、什么是遗传病,遗传病是如何遗传的

遗传病是由于遗传物质结构或功能改变所导致的疾病,常为先天性的,也可后天发病。目前,对大多数遗传病还缺乏有效的治疗措施,一旦发生很难彻底纠正或根治。

遗传病通常可分为三类,即染色体病、单基因遗传病和多基因遗传病,近年来又将线粒体病、分子病和体细胞遗传病也包括在内。

1. 染色体病 染色体病是一大类严重的遗传病,大部分是因为父亲或母亲的生殖细胞发生畸变,小部分是因为双亲中有染色体平衡易位的携带者,传给后代时,子女发生染色体异常疾病。通常伴有发育畸形和智力低下,同时也是导致流产和不育的重要原因。

2. 单基因遗传病 由单个致病基因引起,即由父亲或母亲的一对染色体上基因异常导致的子女发生的遗传病。其种类达六千种以上,但每一种疾病的患病概率很小,大多属于罕见病,包括常染色体显性遗传病、常染色体隐性遗传病、X 连锁显性遗传病及 X 连锁隐性遗传病四种类型。民间所谓的有些疾病"传男不传女"或"传女不

传男"，其实就是指 X 连锁的遗传病。比如抗维生素 D 佝偻病、遗传性肾炎等 X 连锁显性遗传病，患者多为女性；而血友病、色盲等 X 连锁隐性遗传病，患者则多为男性。

3. 多基因遗传病 由两对以上致病基因的累积效应引起。与单基因遗传病相比，多基因遗传病不只由遗传因素决定，而是遗传因素与环境因素共同起作用，比如唇裂、精神分裂症、先天性心脏病等。

三、父母都好好的，孩子可能会有出生缺陷吗

这是很多人都疑惑的问题。明明父亲母亲看着都"好好的"，为什么偏偏生出一个有缺陷的孩子？

这是因为精子和卵子在形成的过程中以及精子卵子结合成受精卵的过程中，会受到各种各样内、外环境因素的影响，可能导致出生缺陷。因此，在怀孕前和怀孕中一定要注意休息，避免劳累，注意情绪调节，保持心情愉快，也应注意避免辐射、化学因素、病毒感染等情况。

此外，父母任何一方的染色体如果存在平衡易位，就可能表现为父母都是"好好的"，但在传给后代时，导致子女发生染色体异常疾病。

四、什么是隔代遗传

隔代遗传，是指有遗传病的人，致病基因没有代代相传，而是跳过了某一代，比如子代没有患病但孙代或其下一代患病的现象。被跳过的这一代成员当中必定有致病基因携带者，虽不表现相应症状，但能把致病基因传递给后代，使后代表现出相应的症状。

隔代遗传可以出现在 X 连锁隐性遗传系谱（如甲型血友病）当中，也可以出现在常染色体不规则显性遗传系谱（如多指症）当中。

五、什么是环境致畸物，接触了环境致畸物胎儿就一定畸形吗

环境致畸物指环境中某些物质或因素通过母体影响胎儿的发育，使细胞分化和器官发育不能正常进行，导致胎儿出现先天畸形。

畸形的发生与有害物质的性质、作用剂量、作用时间、胚胎发育

的阶段、母体健康状态以及基因型有密切关系。因此,即使接触了环境致畸物,也并不代表胎儿就一定会发生畸形。

(宁魏青)

第三节　出生缺陷干预策略

我国出生缺陷防治采取三级预防措施。

一、一级预防

普及出生缺陷防治知识,增强群众自我保健意识和能力;开展针对性的生育咨询服务,指导科学备孕;加强女职工劳动保护,避免准备怀孕和孕期妇女接触有毒有害物质和放射线;开展婚前医学检查、孕前优生健康检查等。

二、二级预防

规范孕产妇系统保健管理,实施预防艾滋病、梅毒、乙肝母婴传播的预防措施,开展产前筛查和诊断,早期发现严重致愚致残缺陷儿,及时采取干预措施。

三、三级预防

规范儿童系统健康管理,开展新生儿遗传代谢性疾病、听力障碍、先天性心脏病等筛查、诊治和康复服务。

我国出生缺陷防治的总目标是构建覆盖城乡居民,涵盖婚前、孕前、孕期、新生儿和儿童各阶段的出生缺陷防治体系,为群众提供公平可及、优质高效的出生缺陷综合防治服务,预防和减少出生缺陷,提高出生人口素质和儿童健康水平。

(宁魏青)

第二章 出生缺陷的一级预防

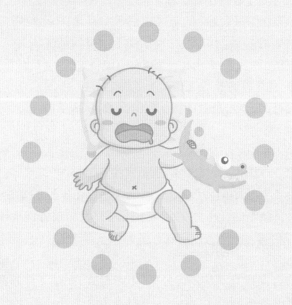

第一节　婚前咨询指导

一、为什么要进行婚前咨询指导

除少部分"丁克"家庭外，绝大多数青年男女两情相悦走进婚姻的殿堂，下一步就要面临生儿育女，这是关系到家庭幸福、国家昌盛、民族兴旺的大事。我国健康教育的发展在全国各个地区并不均衡，有些地区对优生等科学知识知之甚少。有些年轻夫妇甚至是在连续生育 2 个以上"不太好"的宝宝以后才主动求医。这些经历给父母带来了巨大的心灵创伤，家庭也承受了沉重的经济压力。不能等有缺陷的宝宝出生了再来考虑干预，而应该将关口前移，从重视婚前咨询开始，对优生优育指导工作给予足够的重视。

婚前咨询指导，是对即将结婚的对象，从医学的角度帮助他们认识和了解，他（她）们是否具有法律上所规定的不能结婚的情况或不应该结婚的疾病，目的是优生优育，降低出生缺陷。在咨询过程中，医生会充分尊重每一位公民的隐私权和知情权。

千万不要嫌婚前咨询麻烦，婚姻关乎整个家庭的幸福和社会的稳定。准备结婚的青年男女，一定记住要进行婚前咨询指导。

二、婚前咨询指导包含哪些内容

婚前咨询指导不是例行公事，走走形式，而是一件非常严肃，也非常重要的事情，主要内容包括：能不能结婚？能不能生孩子？婚前检查有必要吗？此外还有必要的遗传咨询。

（一）能不能结婚

对于这一点，很多青年男女会不以为然——结不结婚、生不生孩子是个人的自由，你还能干预？别急，以下情况需要注意。

1. **哪些情况"禁止结婚"**　我国《婚姻法》中明确规定，直系血亲和三代以内的旁系血亲禁止结婚。男女双方血缘关系越近，所携带的基因相同的可能性就越大，一些隐性的致病基因相遇的概率就会明显增加，就更容易在后代中表现出来，也就是说遗传病的发生率大大增加，这不仅给孩子和家庭带来无尽痛苦，还给国家和社会增加了负担。

所以，这里也提醒热恋中的男女，恋爱的时候不要忘记了解一下对方的家庭情况，看看两人是否存在近亲可能。

2. **哪些情况"不建议结婚"**　有一些疾病，或导致患者无行为能力，不能履行婚姻的权利义务；或所患的疾病有可能遗传给后代，影响下一代的身体健康，医学上认为如果患有这些疾病就不建议结婚。主要有以下几种：

- 处于发病期的躁狂、抑郁型等精神分裂症；
- 重度智力低下，生活不能自理；
- 严重的遗传性疾病和先天性畸形，例如家族性精神分裂症、各种类型的先天性痴呆、进行性肌营养不良、肌强直等；
- 患有无法矫正的生殖器官畸形。

上述疾病患者，依据《母婴保健法》的相关规定，医学上不建议结婚。

3. **哪些情况应把结婚这件事"缓一缓"**　对于患有生殖道畸形并确定经矫形手术后可进行正常性生活者，如男性尿道下裂，女性无阴道、处女膜闭锁等，应"缓一缓"，先行手术治疗，再择期结婚。

凡患有传染病并处于隔离期内的患者，也要把结婚这件事"缓一缓"。

（二）能不能生孩子

当前，尽管"三孩"政策已经放开，但确实有一些家庭在要宝宝之前，要"三思"。

1. **哪些情况"可以结婚但不宜生育"**

（1）夫妇任何一方患有严重的常染色体显性遗传病：这种遗传性

疾病患者的子女中,至少有一半的概率会得病,风险非常高,不宜生育。如强制性肌营养不良、软骨发育不全、成骨发育不全、脊髓小脑性共济失调等。

(2)夫妇双方患有相同的遗传性疾病:当夫妇双方患有同种遗传病时,所生子女患同种遗传病的概率较大,不宜生育。此处的遗传性疾病主要指隐性遗传病,如垂体性侏儒症、小头畸形、肝豆状核变性等。

2. 哪些情况"可以结婚并生育,但是须选择下一代的性别"

(1)患有 X 连锁显性遗传病:若男方患有 X 连锁显性遗传病,其与正常女性结婚后所生子女中,男孩正常,女孩患病,所以应该进行胎儿性别鉴定,保留男胎。若女方患有 X 连锁显性遗传病,其与正常男性结婚后所生子女中,各有 1/2 的机会发病,再发风险高,应选择不生育或进行产前诊断。

常见的 X 连锁显性遗传病包括:抗维生素 D 佝偻病、先天性眼球震颤、葡萄糖 -6- 磷酸脱氢酶缺乏症等。

(2)患有 X 连锁隐性遗传病:若男方患有 X 连锁隐性遗传病,其与正常女性结婚后所生子女中,男孩正常,女孩为表现型正常的致病基因携带者。若女方患有 X 连锁隐性遗传病,其与正常男性结婚后所生子女中,男孩每胎有 1/2 的概率发病,女孩表现型正常但其中有 1/2 的概率为携带者。由于男孩发病概率高,应进行胎儿性别鉴定,保留女胎。

常见的 X 连锁隐性遗传病包括进行性肌营养不良(Duchenne型)、血友病(甲型、乙型)、黏多糖贮积症(Ⅱ型)等。

(三) 婚前检查有必要吗

通过婚前检查,可以了解双方的健康状况、精神状况,明确有无传染性疾病、生殖道畸形等,以确保婚后的正常性生活;还可以了解有关个人和家族的先天性疾病、遗传病情况,知晓有无较重的精神性疾病以及先天性遗传病等,有利于进行优生指导。所以,婚前检查有意义、有必要。

(四) 遗传咨询

遗传咨询是指对遗传病患者或家属提出的针对该病的问题,医生或从事医学遗传学的专业人员给予解答的过程。咨询内容包括该病的发病原因、遗传方式、诊断、治疗及预后等，并帮助估计再发风险，给予相应指导。

三、哪些关系算近亲，为什么近亲不能结婚

近亲结婚的禁忌在我国源自西周，这个观念在世界范围内已经成为一种共识。各国对"禁止结婚"的近亲范围有不同的界定，我国现行婚姻法中规定"直系血亲和三代旁系血亲"禁止结婚。

1. 哪些关系算"近亲"，"直系血亲和三代旁系血亲"包括哪些关系　近亲的血缘关系亲疏分为五级，见表 2-1。

表 2-1　近亲的血缘关系亲疏

近亲级别	范围	相同基因出现的概率
一级亲属	父母与亲生儿女之间 同胞兄弟姐妹之间	1/2
二级亲属	祖孙之间 伯、叔、姑与侄之间 舅、姨与外甥之间	$(1/2)^2 = 1/4$
三级亲属	堂兄弟姐妹之间 姑表、姨表兄弟姐妹之间	$(1/2)^3 = 1/8$
四级亲属	表叔、表舅与表侄、表甥之间 （即父母的表亲与本人，包括堂亲）	$(1/2)^4 = 1/16$
五级亲属	隔一代的表或堂兄弟姐妹 （即祖父母或外祖父母之间的堂、表亲）	$(1/2)^5 = 1/32$

直系血亲是具有直接关系的亲属，包括生育自己和自己所生育的上下各代亲属。如父母与子女、祖父母与孙子女、外祖父母与外孙子女等。旁系血亲是具有间接血缘关系的亲属，即非直系血亲而在血缘上和自己同出一源的亲属。因此，三代以内旁系血亲是在血缘上和自己同出于三代以内的亲属。

2. 为什么近亲不能结婚　现代遗传学理论显示，孩子的染色

体一半来自父亲,一半来自母亲,当父母都有共同的"致病基因"而且"相遇"时,后代才可能发病。从表2-1可以看到,亲缘越近,则出现相同基因的概率越大,而一般群体随机婚配基因相同的可能性为1/500~1/50。相比之下,近亲结婚时相同基因出现概率要高得多,自然致病的概率就越高,危害性也越大。所以,从优生优育的角度来说,禁止"近亲结婚"!

（瞿　琳）

第二节　孕前优生健康检查风险评估

一、为什么要进行孕前优生健康检查

孕前优生健康检查是指在怀孕前,计划怀孕时就要进行优生健康检查。或许有人要问,还没怀上呢,为什么要查? 查什么?

孕前检查和一般的体检是不一样的。孕前检查主要是针对即将到来的怀孕所做的检查,比如要了解夫妻双方生殖系统状况是否正常,是否存在急性炎症性疾病,是否患有可能影响胎儿生长发育的慢性疾病等。还有TORCH检查,包括弓形虫、风疹病毒、巨细胞病毒、单纯疱疹病毒等抗体的检测,若妊娠早期感染,则致畸率较高,所以该项检查最好在孕前进行。

有一些慢性疾病,必须治愈或病情保持稳定后才可以开始怀孕计划。比如先天性心脏病、肾脏疾病等,由于怀孕后会加重心脏、肾脏负担,因此,患有心脏病、肾脏病的女性,在计划怀孕前一定要征求专科医生的意见,评估心脏功能、肾脏功能是否能耐受整个妊娠的过程,必须在医生指导下方可怀孕,对于不能怀孕的必须严格避孕。

如果之前患高血压并且口服降压药,那么可能需要改变降压药物的种类;如果患糖尿病,怀孕后要做好使用胰岛素并不断调整药物剂量的准备。还有一些免疫系统疾病患者，如系统性红斑狼疮，如果孕前使用糖皮质激素、羟氯喹等药物，千万不能随意停药，剂量的调整要听从专科医生的意见。这些问题都需要在计划怀孕的时候就弄清楚，避免怀孕以后不知所措。

以上就是"为什么要进行孕前优生健康检查"的理由，一切都是为了妈妈和宝宝的健康！最后再叮嘱一句，优生健康检查最好在孕前 3~6 个月开始做，提早做准备。

二、计划妊娠前要做哪些准备

计划妊娠人群是婚后准备在近期怀孕的育龄期男性女性人群，包括孕前妇女及配偶，其健康状况，尤其是生殖健康状况关系到是否能安全怀孕生育和所生育后代的健康。

计划妊娠前要做的准备工作很多很细，大致可以从四个方面着手。

1. 你做好心理准备了吗 你是否会担心自己的年龄太大？担心怀孕后会吐得昏天黑地？担心胎儿性别？担心胎儿健康？担心怀孕后不能进行性生活以至于影响夫妻感情？担心自己承受不了分娩的疼痛？担心自己生不下来再行剖宫产，受"二茬罪"……育龄妇女作为特殊人群，不仅要面对生活和工作的压力，还要承受妊娠所带来的种种心理压力。

过去，我们把更多的关注点放在孕前生理健康方面，而较少关注孕前的心理健康问题。有研究发现，孕前有不良心理问题的妇女中，孕期并发症、死胎、低出生体重儿的发生率大大增加，也更容易发生产后抑郁。所以，孕前心理状况会对孕妇整个妊娠期以及后期的健康产生很大影响，应该重视孕前心理健康。这就需要丈夫，乃至于整个家庭与社会与其共同来面对。有了大家无微不至的关爱，相信这些问题都能迎刃而解。

2. 你是否有一个良好的生活习惯

(1) 合理营养，平衡膳食，养成良好的膳食习惯。不挑食，不偏食，荤素搭配，确保摄入更多的营养。

(2) 戒掉烟、酒等不良嗜好，更不能吸毒；不熬夜，保证充足的睡眠,纠正不规律的生活作息。

(3)合理运动,增强抵抗力。

3. 你的身体是否已经做好准备

(1)孕前 3 个月开始,有计划地补充叶酸,可以降低胎儿发生"无脑儿""脊柱裂"等神经管畸形的可能。

(2)TORCH 检查排除病毒感染。

(3)检查夫妻二人的生殖健康状况。女性检查有无阴道炎、盆腔炎等,通过宫颈液基薄层细胞学检查(TCT)进行宫颈癌筛查;男性检查有无龟头包皮炎、睾丸炎、附睾炎等,如有炎症应当先治疗。

(4)如患有慢性疾病,是否处于治愈期或稳定期,需要专科医生判断。

4. 你对受孕常识是否了解 比如,知道什么时候是最容易受孕吗? 排卵期在什么时候? 对于月经正常的女性,排卵期一般在下次月经前的 14 天,可以自己推算一下。对于月经不正常的女性,可能需要通过基础体温监测或 B 超监测排卵。排卵期性生活更容易怀孕。

做好充分的准备,一起来迎接宝宝的到来吧!

(瞿 琳)

第三节 孕前体格检查

一、常规体格检查

孕前检查中,男女双方都需要进行的常规检查如下:

1. 测身高、体重,计算体重指数 体重指数(body mass index,BMI)的计算公式为 BMI = 体重(kg)/ 身高 ^{2}(m^2),18.5kg/m^2 ≤ BMI < 24kg/m^2 表示理想体重,过高或过低都不好。

2. 测血压 当收缩压 ≥ 140mmHg,或舒张压 ≥ 90mmHg,提示

高血压的存在。尤其是女性，如果孕前血压就偏高或者不稳定，一定要去心血管内科就诊，控制血压达到稳定状态方可怀孕。

3. 注意有无特殊体态及特殊面容　许多遗传病会显示出特殊体态或面容，因此对特殊体态或面容的就诊者应高度重视，必要时去内科就诊明确诊断。

4. 口腔检查　"牙疼不是病，疼起来要人命"，如果怀孕后遭遇牙疼，准妈妈可要受苦了。另外，考虑到用药或拔牙等手术对妊娠的影响，因此，治疗也很棘手。所以孕前应该做一个全面的口腔检查，排除牙患。

5. 实验室检查　如血常规，尿常规，血型、血糖、肝肾功能、甲状腺功能、TORCH、乙肝梅毒艾滋病检测等。

此外，孕前的一般检查还须对身体的各个脏器，如心脏、肝脏、肾脏、四肢脊柱等，进行一次全面、系统地检查。

二、女性生殖系统检查

所有育龄期女性，在计划怀孕前都需要做常规的生殖系统检查，排除生殖系统发育方面的异常，维持一个健康的生殖环境，将更有利于新生命的孕育。

1. 阴部检查　这是最直观的检查，观察阴毛、外阴的发育。成年女性的阴毛一般呈倒三角形分布。如果没有阴毛或阴毛稀疏，提示雌激素水平低下；若阴毛浓密，呈正三角形或菱形分布，甚至延伸至大腿内侧，提示体内雄激素偏高。另外，还要注意外阴发育情况，观察有没有生殖器疱疹、尖锐湿疣等。

2. 内生殖器检查　包括阴道、宫颈、子宫、双侧输卵管及卵巢。这项检查必须到医院，医生要借助窥器，采用专业的手法进行内诊；还需通过 B 超来了解有无子宫发育畸形，如双子宫、纵隔子宫、单角子宫等，子宫、附件区域有无包块等。

3. 阴道分泌物检查及宫颈癌筛查　阴道分泌物检查，也就是常说的白带检查，辨别有无阴道炎及属于哪一种阴道炎。宫颈癌的筛查应在孕前进行，做宫颈刮片检查，有条件的地区可做宫颈 TCT 检测,也可加做人乳头瘤病毒(HPV)检测。

4. 乳房检查 观察双侧乳房有无不对称、乳头内陷,或乳房皮肤橘皮样改变、乳头溢液,或扪及包块等。如有上述表现,应去乳腺科就诊并行乳腺超声或 MRI 检查以明确诊断。

三、男性生殖系统检查

男性往往很少对自己的"私密处"进行检查,似乎去医院检查就代表着"那里"有问题。其实不然,像"包皮过长""包茎"等都是男性经常会遇到的问题,甚至有些人都认为这些是正常的!"常见"不代表"正常",这些大家口中的"小问题",如果不引起重视,也会带来严重后果,不可小觑!男性也应该对生殖系统进行系统地检查。

1. 观察第二性征发育情况 所谓"第二性征",是指从外表上看能体现男性发育的一些征象,比如阴毛、胡须、喉结等。成年男性的阴毛分布一般呈菱形,上起脐部上方,下至肛门周围。如阴毛稀疏或无阴毛,提示性腺功能紊乱、雄激素缺乏或克氏综合征等,建议到男科或泌尿外科就诊。

2. 观察外阴部皮肤 注意局部有没有皮炎、溃疡、肿胀,有没有疱疹、赘生物等。

3. 观察阴茎的发育情况 中国成年男性正常静态下阴茎长度平均为 5~6cm,牵拉长度(相当于勃起长度)平均为 11~13cm。阴茎短小可能影响正常性生活,还可能伴有其他生殖系统异常从而影响生育力。

"包皮过长"及"包茎"是亚洲男性非常容易出现的一类疾病,包皮垢易在包皮腔内积聚,诱发感染,还是阴茎癌发生的一个高危因素。这二者的区别在于包皮能不能上翻使得龟头外露。"包皮过长"的患者,要经常用手将包皮外口上翻露出龟头,并清洗包皮腔内的污垢。有"包茎"者,应行包皮环切术后再进行性生活,以防性生活诱发包皮嵌顿。

4. 检查睾丸的发育情况 睾丸位于阴囊内,微扁椭圆形,睾丸体积为 12~25ml,表面光滑、质地中等,局部无压痛。如果在阴囊内不能触及睾丸,可能存在隐睾症。隐睾症对生育功能有影响,必须引起格外重视。

(孙丽洲)

第四节　孕前实验室检查风险评估

一、女性常规血液检查

常规血液检查是最常见也是最基本的检查,俗称"血常规"。该项检查可以了解血液中红细胞、白细胞及血小板等情况,看血常规报告主要就是看这几项内容。

1. 与红细胞相关的指标　包括血红蛋白、红细胞计数及红细胞平均容积。血红蛋白又称"血色素",和红细胞计数的意义基本相同,都反映是否贫血。血红蛋白正常值是 120~160g/L,女性怀孕后会出现生理性的血液稀释,血红蛋白值有所下降,一般不低于 110g/L。如果血红蛋白值<110g/L,提示贫血,这时,再结合红细胞平均容积可以初步判定贫血的类型,如缺铁性贫血、慢性病贫血、再生障碍性贫血或巨幼细胞贫血等。

2. 与白细胞相关的指标　需重点关注白细胞计数、中性粒细胞计数和比例、淋巴细胞计数和比例。白细胞计数的正常值是 4.0×10^9~10.0×10^9/L,中性粒细胞占白细胞数的 50%~70%,淋巴细胞占 20%~40%。怀孕后,由于血容量的增加,白细胞计数也会略有上升,甚至可以达到 15×10^9/L。但如果白细胞计数异常升高,就要警惕是否合并感染性疾病或血液系统疾病,需要做进一步的检查以确诊。

3. 与血小板相关的指标　包括血小板计数、平均血小板体积等。血小板的正常值是 100×10^9~300×10^9/L。血小板数量的降低反映了凝血功能的改变，同时还可能是其他疾病在血液系统的一个表现，如 HELLP 综合征、系统性红斑狼疮等。

由于血常规检查多是在自动化计数仪上进行，不能判断血细胞形态，因此，当需要判断有无细胞破坏时，还必须增加血涂片检查，协同解读血象结果。

二、女性尿液常规和肾功能检测

在医院里，尿常规是与血常规同样常见的检查项目，它简单、无创，但意义巨大。

不要小看这项简单的检查，它可以反映肾脏功能变化，正常尿液应该是淡黄色，比较清亮，一些肾脏病变早期就可以出现蛋白尿或尿沉渣中有形成分。

尿液常规检查是否正常，留取尿液标本很重要。在留取尿液做检查时，留取随机尿即可，无需晨起第一次尿；留好尿液标本后要尽快送检；此外，留取尿液时要尽可能避免阴道分泌物或来自阴道的出血混入尿液中，这样会影响检查结果。

排除上述因素的干扰，正常尿液化验检查中，不应该出现红细胞、白细胞、颗粒管型，不应该有蛋白质、葡萄糖、酮体等，如果这些检查后面出现了"+"，或数值明显高于正常值，就代表着"异常"。此时，需要做进一步的检查。

尿液检查还可以留取 24 小时尿液，检测 24 小时尿蛋白定量，这是反映肾功能的一个比较敏感的指标。正常人应该为阴性，妊娠期妇女允许少量尿蛋白排出，但一般每 24 小时排出的尿蛋白不高于300mg，如果高于这个值，就表示肾脏功能的损害。

当然，任何检查报告都不能脱离疾病史，以及所表现出来的症状。医生必须要结合病史、临床症状，以及尿常规、肾功能检查结果等，综合给出结论。

三、阴道分泌物检查

阴道分泌物俗称"白带"，由阴道黏膜渗出物、宫颈管及子宫内膜腺体分泌液混合而成。健康女性都会有，但量不多，没有异味。有些女性迷恋于阴道冲洗，认为冲洗后内裤上干干净净的，一点分泌物都没有才算"干净"。

其实不然，正常情况下，生殖健康的女性阴道内都会存有一定数量但保持生态平衡的菌群，其中主要是乳酸杆菌。乳酸杆菌可以通过糖原酵解产生乳酸，从而使阴道的 pH 降至 4.5 以下，这样可以抑制多种潜在病原菌的生长，保护阴道的健康。频繁的阴道冲洗会打破这种平衡状态，影响阴道内正常菌群的组成，特别是可能导致乳酸杆菌的数量明显减少，免疫系统的自我防御能力下降，潜在的病原菌迅速增长，导致各种各样的阴道炎症。

阴道分泌物的检查，是用来判断女性下生殖道有无感染的一项常规检查。这项检查的操作很简单，医生从阴道取一点分泌物就可以了，整个过程几乎没有疼痛和不适感。在取分泌物前，是有几点注意事项：

1. **检查前 24 小时内不要冲洗阴道**　冲洗阴道会把需要检查的分泌物都洗掉，从而影响医生的正确诊断。

2. **检查前一天晚上不要同房**　因为男方的精液或安全套上的杀精剂、润滑剂都可能出现在第二天的化验样本中，干扰医生的判断。

3. **检查前一天晚上不要使用任何药物**　任何治疗感染的药剂都会影响检查结果。

通过对阴道分泌物的镜下分析，医生可以了解阴道内的酸碱度和清洁度，判断阴道炎属于哪一种，从而给予对症的药物进行治疗。

这项检查在怀孕期间要不要做呢？答案是"需要"！怀孕期间，受激素水平变化的影响，孕妇生殖道感染风险增高，而且阴道内的感染可能会发生逆行感染，导致胎膜早破、羊水污染、胎儿窘迫等不良妊娠结局，威胁宫内胎儿安危。所以，孕期如果有外阴瘙痒、白带增多这些表现时，千万不要固守"怀孕不能用药"这样的旧观念而讳疾忌医，一定要进行阴道分泌物的检查，如发现确有感染，及时对症治疗。

四、血型检查

在孕期检查中,大家一定注意到有血型的检查。了解自己的血型,除了在紧急用血时有帮助外,还可以帮助孕妇排除"母儿血型不合"这种妊娠期并发症。

血型检查包括两个方面,一方面是 ABO 血型,也就是常说的"A型血、B 型血、AB 型血或 O 型血";另一方面是 Rh 血型鉴定,分"阴性"和"阳性"两种情况。血型检查没有正常与异常之分,中国人大多为 Rh 阳性血,Rh 阴性被称为"熊猫血",表示稀有血型。

常见的母儿血型不合,包括 ABO 血型不合与 Rh 血型不合两大类。

母亲为 O 型血,体内缺乏 A、B 抗原,父亲为 O 型血以外的任何血型(A 型、B 型或 AB 型)时,就有可能刺激母体产生 IgG 抗 A 和 /或 IgG 抗 B 抗体,当抗体滴度 ≥ 1:64 时,就有可能导致胎儿发生溶血;当抗体滴度 ≥ 1:512 时,提示病情严重,可能导致羊水过多,胎儿水肿等,需严密监测。

母亲为 Rh 阴性血,体内缺乏 D 抗原,父亲为 Rh 阳性血时,就有可能刺激母体产生抗 D 抗体,当抗 D 抗体滴度 ≥ 1:2 时就有意义,当抗 D 抗体滴度 ≥ 1:16 时,胎儿溶血情况加重。一般来说,Rh 阴性的女性第一次怀孕时,症状不会特别重,但会使孕妇致敏,当其再怀第二胎,胎儿仍为 Rh 血型 D 抗原阳性时,可使已致敏的孕妇迅速产生大量 IgG 抗体。抗体经胎盘传至胎儿,使胎儿或新生儿发生溶血病。胎次愈多,产生的溶血病愈严重、发病越早,常致胎死宫内或新生儿核黄疸。Rh 血型不合对胎儿的影响比 ABO 血型不合更大。

因此,孕妇一定要检查血型,尤其是 O 型血或 Rh 阴性血的孕妇,在整个孕期都要密切监测体内抗体滴度的变化,注意胎儿在宫内的生长发育情况。

五、育龄期妇女感染了乙肝病毒,可以怀孕吗

说起乙肝,大家可能都不陌生。其全名为"乙型病毒性肝炎",

是由乙型肝炎病毒（HBV）引起，主要通过血液途径、性生活及母婴传播的一种肝脏疾病。中国是乙肝大国，约有 8 600 万慢性 HBV 感染者，其中母婴传播是我国 HBV 感染最主要的途径。

HBV 感染的育龄期女性，医生通常会从病毒感染和肝脏损伤两个方面评估感染的严重程度。乙肝不是怀孕的禁忌证，但要选择好时机。在计划妊娠前应由专科医生对疾病进行充分评估，决定是否可以怀孕。

乙肝病毒 e 抗原（HBeAg）阳性及 HBV DNA 载量较高的母亲更易发生母婴传播，是影响 HBV 母婴传播的最关键因素。

需不需要把 HBV 的传染性降低到零或很低水平以后再怀孕？当 HBeAg 阳性、肝功能异常且年纪尚轻时，暂缓怀孕积极治疗是可以的。但不提倡盲目等下去，尤其是年龄偏大的女性，可能会错失最佳的怀孕时机和年龄。目前尚没有有效的办法能在短时间内使"大三阳"（乙肝病毒表面抗原、HBeAg、乙肝病毒核心抗体均为阳性）和"小三阳"（乙肝病毒表面抗原、乙肝病毒 e 抗体和乙肝病毒核心抗体均为阳性）患者稳定转阴，如慢性乙肝正处于疾病活动期，应避免怀孕，待病情稳定、肝功持续正常半年以上再怀孕则较为安全。如果肝功能正常且无肝硬化，那么无论是"大三阳"还是"小三阳"，均须在育龄期尽早怀孕。

对于肝功能正常而 HBV DNA 载量>2×10^5IU/ml 的孕妇，在充分沟通并知情同意的基础上，可于妊娠 24~28 周开始抗病毒治疗，持续服药至产后 1 个月，进行病情评估决定是否停药。肝功能有异常者，除抗病毒治疗之外，还要进行保肝护肝治疗。在整个孕期应密切关注病情变化，每 1~2 个月复查肝功能、HBV DNA 等，同时做好产科监测。

目前，乙肝病毒表面抗原阳性母亲所生的孩子，出生后 24 小时内注射乙肝免疫球蛋白和乙肝疫苗，完成主动和被动免疫，乙肝母婴传播阻断成功率可达到 99%，因此，感染了乙肝病毒的女性，也无须过于紧张，遵医嘱、认真检查、认真治疗是最好的选择。

六、育龄期妇女感染了艾滋病病毒,可以怀孕吗

谈到艾滋病,大家都唯恐避之不及,在很多人眼里,感染艾滋病病毒就是得了不治之症,自身都难保,还谈什么结婚生子? 但是"渴望生育一个健康宝宝"的愿望,即使对于一个艾滋病患者来说,也从不例外。

艾滋病,医学上叫作"获得性免疫缺陷综合征",主要由人类免疫缺陷病毒(HIV)感染导致,是全球面临的重大公共卫生问题。女性感染 HIV 后,血液和阴道内会有大量 HIV 病毒。感染 HIV 的孕妇可在怀孕、生产、哺育三个阶段将病毒传染给宝宝。不进行任何干预措施的情况下,HIV 母婴传播的概率为 15%~45%。如果在孕前和孕期接受了及时完备的干预措施,感染风险可以控制在 5% 以下,甚至可以低于 1%。所以,母婴传播阻断在控制艾滋病发病率中具有重要作用。

说到干预措施,其实就是通过对最容易感染的三个阶段——怀孕、分娩、哺育,来进行干预,即孕期阻断、分娩阻断和产后阻断,降低母婴传播发生的概率,这些措施就称为"母婴阻断"。具体措施如下:

1. 孕期阻断 服用抗病毒药物,控制体内病毒载量、提高免疫力,这是母婴阻断能否成功的关键。

2. 分娩阻断 选择择期剖宫产,避免"母婴输血",降低新生儿感染的风险。如选择自然分娩,应尽量避免可能增加 HIV 母婴传播风险的会阴侧切、人工破膜、使用胎头吸引器或产钳助产、宫内胎儿头皮监测等损伤性操作,减少在分娩过程中传播 HIV 的概率。

3. 产后阻断 出生后 6~12 小时内给婴儿服用抗病毒药物;不建议进行母乳喂养,提倡人工喂养,杜绝混合喂养。

HIV 阳性的女性同样拥有当妈妈的权利,通过合理的医学手段进行干预,HIV 阳性的妈妈也可以生下健康的宝宝。

七、育龄期妇女感染了梅毒螺旋体,可以怀孕吗

梅毒是一种性传播疾病,由梅毒螺旋体感染引起,梅毒螺旋体可经血液传播、性传播以及垂直传播。梅毒患者是梅毒的唯一传染源。

患有梅毒的孕妇可经胎盘传染给胎儿,造成胎儿宫内感染,甚至引起早产、流产、死胎、分娩胎传梅毒儿,对孕妇、新生儿与家庭都将造成严重危害。因此,育龄期妇女感染梅毒螺旋体,一定要引起重视。

1. 育龄期妇女在孕前感染了梅毒,怎么办 千万不要惊慌,不要因为觉得"丢脸"而跑到小诊所去治疗。一定要前往正规医院,进行认真、规范治疗,且这段时间不要急着怀孕。

对于梅毒的治疗,其实是非常成熟的。长效青霉素是治疗的首选药物,青霉素过敏者可以选用红霉素类药物。除了治疗,定期监测血清学指标也非常重要。监测内容主要包括 TPPA 以及 RPR 滴度。TPPA 检测的是梅毒特异性 IgG 抗体,抗体一旦产生将终身阳性,不随着梅毒的治愈而转阴,TPPA 阳性并不意味着患者拥有终身免疫力,还可以再感染梅毒。RPR 检测的是非梅毒螺旋体特异性抗体,RPR 滴度变化与梅毒活动相关,滴度升高或由阴转阳意味着梅毒螺旋体活动,提示传染性增加。梅毒治疗后必须随访 2~3 年,以动态的 RPR 变化判断梅毒是否治愈。若 TPPA 阳性,RPR 转阴并维持一年不变化,表明梅毒已经治愈,没有传染性,可以怀孕。还有一种情况,TPPA 阳性,RPR 小于 1∶8 维持 2 年不变化,但始终未达阴性,临床上也未发现梅毒螺旋体活动的证据,称为血清固定,仍可判定梅毒临床治愈,可以怀孕。

梅毒治愈,允许怀孕的女性,怀孕后仍需接受单疗程的治疗,包括 TPPA 阳性、RPR 阴性者。对于怀孕后首次发现的梅毒患者,更需要接受规范化治疗。治疗后每月检查一次梅毒血清学反应。

2. 孩子出生后需要治疗吗 梅毒孕妇所生的婴儿都应进行预防性治疗,一般采用苄星青霉素,5 万单位 / 千克体重,1 次肌内注射(分两侧臀肌)。

梅毒引起的不良妊娠结局是可防、可控的。育龄期妇女感染梅毒螺旋体不要怕,只要正规治疗,就能将对胎儿的影响降至最低。

八、TORCH 检查是什么,孕前需要做吗

1. 什么是 TORCH 其实,TORCH 并不是一种疾病,而是一组病

原微生物英文名称首字母的组合。"T"指弓形虫(toxoplasmosis);"O"指其他病原微生物(others),如梅毒螺旋体、微小病毒 B19 等;"R"指风疹病毒(rubella virus);"C"指巨细胞病毒(cytomegalovirus);"H"指单纯疱疹病毒(herpes simplex virus)。

孕妇感染上述病毒后可以表现为无症状或症状轻微,但有可能垂直传播给胎儿,引起宫内感染,导致流产、死胎、早产和先天畸形等,存活的胎儿也可能遗留中枢神经系统等损害。查 TORCH 其实就是检查孕妇有没有上述病原微生物感染。

2. 哪些人要特别警惕 TORCH 如果孕前或孕期有宠物接触史,猫狗之类,或过去曾有反复流产、死胎和分娩不明原因的出生缺陷儿,那就更需要检测。而且,医生建议 TORCH 检测最好在孕前。首先,孕前检测如果发现有近期感染,可以暂缓受孕,防止病原微生物对胎儿的影响;其次,如果孕前检测为阴性,怀孕后检测为阳性,方便医生对比结果,初步了解感染的时间,评估感染对胎儿的影响程度等。

(孙丽洲)

第五节 妇科超声常规检查风险评估

可能很多女性朋友会被告知,怀孕前要去做个子宫 B 超。为什么要做? 通过做 B 超想要了解些什么? 什么样才叫正常? 大家对这些问题可能不太清楚,我们带领大家了解一下。

一、怀孕前是不是一定要做子宫 B 超

在怀孕前,要针对女性的内生殖器官做一个全面检查,也就是要了解一下子宫、输卵管、卵巢等器官是否正常。卵巢是产生卵子的器官,如果卵巢不排卵,就可能导致不孕;输卵管是精子、卵子结合的场

所,并可以将受精卵运送至子宫,这条路如果不通,就可能导致宫外孕;子宫是孕育胎儿的重要器官,就好像胎儿居住的房子,如果这座房子出现了异常,就很有可能影响到住在里面的胎儿,影响其生长发育。这些器官无法用肉眼看到,必须借助 B 超。B 超被誉为妇产科医生的"第三只眼睛",在孕前检查中发挥着重要作用。

二、B 超什么时候做,通过做 B 超要了解哪些问题

准备怀孕的女性应该从计划怀孕开始,就来做 B 超检查。如果能提前 3~6 个月就更好了。通过 B 超检查,可以获得哪些身体的秘密呢?

1. 可以了解备孕女性的子宫是否有先天性畸形,比如先天子宫发育不良、双子宫、双角子宫、单角子宫、纵隔子宫等,有的子宫畸形会导致女性不孕,甚至不来月经或者严重痛经,还有一些会造成流产、早产等不良妊娠结局,严重威胁女性健康。子宫畸形不像其他一些疾病,它可能不痛不痒,患病者往往没有任何不适症状(除少部分女性会出现严重痛经),一般都是通过 B 超检查发现。

2. 可以了解女性是否有子宫内膜息肉、宫腔粘连,子宫上是否有肌瘤,肌瘤的位置、大小等。因为不同位置不同大小的子宫肌瘤对怀孕的影响是不同的,合并子宫肌瘤的女性在妊娠前是否需要手术处理不可一概而论,需请妇产科医生进行综合权衡再作决定。

3. 可以了解女性输卵管有无粘连、积液等,卵巢上有没有囊肿,有没有卵巢多囊样改变等。如果卵巢上发现病理性包块,应当尽量在妊娠前手术治疗。

通过 B 超检查,备孕女性可以全面了解自己生殖系统的状况,及时发现问题,及时治疗,将身体在孕前调整到最佳状态,为怀孕做好准备。因此,孕前检查要做 B 超,这是毫无疑问的,通过检查可以排除不利因素,为生个健康的宝宝打下良好基础。

(姜海风)

第六节　孕前病史询问风险评估

一、疾病史

（一）心脏病

不知大家是否看过一部纪录片《生命源》，其中一集讲述了一位孕 29 周、心脏病伴肺动脉高压的患者，冒着风险怀孕生子，结果剖宫产术后在 ICU 抢救无效死亡，新生儿痛失母亲，故事结局非常沉重。心脏病患者怀孕，无论对母亲还是胎儿，都是一种考验：怀孕期间血容量变化、分娩期宫缩及腹腔压力改变以及产后血容量变化均可能加重心脏病产妇心脏负担，导致心力衰竭、心源性休克及心律失常等情况，危及孕产妇生命安全；胎儿宫内缺氧可能性增加，从而增加胎儿生长受限、早产、新生儿窒息的风险。

妊娠合并心脏病是导致我国孕产妇死亡的第二位因素，因此育龄妇女孕前评估是否患有心脏病及进行心功能分级十分重要，而合并心脏病的女性孕前评估意义尤为重大，其评估要点如下：

1. 既往病史评估　既往是否有心脏病、风湿热病史；体检是否发现心脏有病变；是否有心脏病或猝死家族史。

2. 症状和体征评估　是否有以下不适症状：心悸、胸闷胸痛、气短、乏力、呼吸困难、晕厥、易疲劳、食欲不振、稍微活动后即感不适、踝部水肿、咯血、夜间无法平卧等。女性自己也要注意观察，有无口唇发绀，手指末端增粗呈杵状、颜色发紫等。

若女性存在上述情况，一定要在孕前到心脏内科或外科进行专科检查，例如脑钠肽（BNP）、心肌酶学检测、X 线、心电图、心脏彩超等。由专科医生评估是否患心脏病、心脏病类型以及严重程度，并结合心脏病类型、心功能等综合判断能否妊娠。若经过评估，认为暂时不能怀孕，请一定要遵医嘱，先治病！即使评估后被"批准"可以怀孕的孕妈们,也不能掉以轻心,整个孕期都要接受产科和心脏科的联合管理,监测胎儿生长,定期评估心功能,力争做到母亲和胎儿都健康。

(二) 高血压或前次妊娠期高血压

怀孕前是否患高血压或前次怀孕是否合并妊娠期高血压是孕前、孕期保健的重要内容之一。血压控制不好可能造成孕妇大脑、肾脏、肝脏、心血管等功能受损,并且可导致胎盘功能下降、限制胎儿生长发育,严重时可危及母儿生命安全。

妊娠合并高血压从孕前就要引起注意,需要从以下几方面进行评估:

1. 既往病史及高危因素评估 注意有没有情绪上的紧张,还要注意年龄是否超过 35 岁,孕前 BMI 是否超过 $28kg/m^2$,对于前次怀孕合并妊娠期高血压者,或怀孕前已诊断患高血压、慢性肾炎、糖尿病、风湿免疫疾病等慢性病者,尤其要加以关注。此外,还要关注家族中如妈妈或姐妹怀孕时是否有高血压等。

2. 症状和体征的评估 是否有头痛、胸闷、眼花、视物模糊、上腹部疼痛、双下肢水肿等不适症状。

随着国家三孩政策开放,合并高危因素的高龄产妇越来越多。各位备孕的女性,请在孕前进行高血压风险初步评估。若存在上述情况,需要孕前前往产科或心血管内科进行全面检查,加强血压监测和保健。

孕前就有高血压的女性,无论是否需口服降压药治疗,应确保血压正常方可考虑妊娠,并且不能随便停用或减量降压药物。孕前要严格戒烟戒酒、低盐低脂饮食、避免过度紧张劳累、保障充足睡眠、适当运动控制体重等,培养健康生活方式对控制血压大有裨益。

(三) 糖尿病

随着生活水平提高及生活方式改变,孕前患糖尿病的女性比率升高。糖尿病女性怀孕后易并发妊娠期高血压、羊水过多、视网膜病变和酮症酸中毒;大大增加念珠菌性阴道炎、尿路感染、产褥感染及乳腺炎风险;此外,高血糖可能导致流产、早产、巨大胎儿(胎儿体

重 ≥4 000g)、胎儿发育畸形、新生儿低血糖、胎肺发育不良甚至新生儿死亡等。

糖尿病的妈妈经常会生出个"大胖小子",然而,这样的"大胖小子"可能并不健康。"糖宝宝"虽然体重偏大,但其胎肺发育明显落后,出生后可能短时间出现呼吸困难、低血糖等危险,并且,由于"胖"产时发生肩难产、产道损伤、大出血等风险大大增加。因此,做好糖尿病孕前风险评估对预防不良妊娠结局具有重要意义,主要评估要点如下:

1. 既往病史及高危因素评估 有糖尿病家族史的孕妇,医生要格外注意;若孕妇年龄>35 岁,或孕前体重超重或肥胖,或既往有多囊卵巢综合征病史、孕早期血糖异常者,出现妊娠糖尿病的风险也大大增加。此外,如果既往有不明原因的流产、死产、胎死宫内、胎儿畸形病史,或有羊水过多、妊娠期糖尿病史,也是妊娠糖尿病的高危人群。

2. 症状和体征评估 大多数糖尿病女性自觉无明显不适。少数女性可能出现多饮、多食、多尿(三多症状),或念珠菌性阴道炎反复发作。

孕前已诊断糖尿病的女性,需要及时前往内分泌科就诊,血糖控制稳定后方可怀孕。这类孕妇怀孕后血糖控制相对困难,需要与医生良好配合达到理想的控制血糖目标——孕妇无饥饿感,既保障妊娠期间能量和营养需要,又避免发生餐后高血糖,保证胎儿正常生长发育。

若经合理饮食、运动仍不能很好控制血糖者,推荐皮下注射胰岛素。在这里需要强调一下:胰岛素不影响备孕,即使在整个孕期对胎儿也是十分安全的。当然,皮下注射胰岛素时需注意消毒皮肤,防止感染;且需随身携带糖果,谨防发生低血糖。

(四) 贫血

贫血是个大概念,包括缺铁性贫血、巨幼细胞贫血,以及地中海贫血、再生障碍性贫血等。临床最常见的是缺铁性贫血,约占妊娠期贫血的95%。

怀孕后,孕妇血液稀释可使机体出现生理性贫血,既往不贫血的妇女怀孕后可能出现贫血,以前就贫血的妇女怀孕后可能病情加重。贫血孕妇的抵抗力低下,对分娩、手术和麻醉的耐受性差,感染风险增加;重度贫血的孕妇可能无法满足胎儿生长需要,还可能发生胎儿生长受限、早产甚至胎死宫内。由此看来,贫血不容小觑,应从以下两方面进行评估:

1. 既往病史评估　月经过多、黑便、痔疮出血等慢性失血性疾病史;有长期偏食、挑食、胃肠道功能不良(腹泻、腹胀、呕吐等)等情况;既往体检发现贫血;有贫血家族史(父母或兄弟姐妹)。

2. 症状和体征评估　轻度贫血可能无明显不适感,重度贫血可能出现皮肤、口唇、睑结膜苍白、心悸、气短、乏力、头晕、食欲缺乏、腹泻、腹胀、呕吐、厌食、皮肤毛发干燥、指甲脆薄、口腔炎、舌炎、手脚麻木、冰冷等。

当然,要知道自己是否贫血,需要到医院进行血常规检查,必要时到血液内科专科就诊。

缺铁性贫血,一方面要改变饮食方式,例如多吃含铁丰富的食物(如猪肝、猪血、瘦肉、木耳、红枣、菠菜等),可能还需要口服补铁药物。另一方面,要积极寻找并治疗导致贫血的疾病,如月经过多等,以减少铁的流失,增加铁的储备量。

巨幼细胞贫血是缺乏叶酸和维生素 B_{12} 造成的,需要补充叶酸和维生素 B_{12},此外,还要多食用新鲜蔬菜、水果、瓜豆类、肉类、动物肝肾等食物。

地中海贫血是一种遗传性疾病,在我国多见于南方沿海地区,如广东、广西、湖南、湖北、四川、浙江、福建和台湾地区。轻度贫血女性一般无自觉症状,平时生活中注意限制进食含铁食物,重型贫血女性需反复输血,妊娠风险增加。必须提醒的是,地中海贫血女性在备孕时夫妻双方均需要进行基因检测,怀孕后必要时进行胎儿基因检测及产科遗传咨询。

极少数女性是再生障碍性贫血(简称再障),是一种全血细胞(红细胞、白细胞、血小板)减少的疾病。这是一种血液系统疾病,再障病情未缓解之前不建议怀孕,若已妊娠,必要时需输血后行人工流产。病情平稳者若怀孕,妊娠及分娩的风险仍极高,需要由产科医师及血液科医师共同管理。

(五) 血小板减少性疾病

血小板是血细胞三大成分之一,其主要功能是凝血和止血,修补破损的血管,对机体的止血功能极为重要。血小板减少给妊娠及分娩均带来极大出血风险,严重时可危及孕产妇的生命安全。广大女性除需在孕前排除血小板减少性疾病外,还需关注孕期的相关症状和体征,及早发现血小板减少,尽早处理,改善母儿结局。

1. 既往病史评估 既往有无再生障碍性贫血、急性白血病、急性放射病、血小板减少性紫癜、脾功能亢进、戈谢病、系统性红斑狼疮等病史。

2. 症状和体征评估 有无皮肤出血点、紫癜及瘀斑、鼻出血、牙龈出血、月经过多、黑便等。

若有上述症状或不适,及时到医院就诊,完善血常规检查可以初步判断是否存在血小板减少。若发现血小板减少,则需要到血液内科专科就诊,查找病因,必要时需做骨髓穿刺检查。孕前根据具体疾病到产科和血液内科就诊,共同评估妊娠和分娩风险,怀孕后规律产检、定期检测血小板数量。

(六) 系统性红斑狼疮

系统性红斑狼疮(SLE)是一种自身免疫性疾病,好发于20~40岁女性,可造成全身多部位、多系统损害,例如累及心脏、大脑、皮肤、口腔、关节、肾脏等。该病具有一定的隐匿性,很多女性可能因为不孕、多次不良孕产史(自然流产、早产、死胎等)到医院进行全面检查才发现自己患病。SLE与不良妊娠结局之间关系密切,建议广大育龄期女性在孕前进行排查并引起重视。

1. 既往病史评估 既往有不孕、多次不良孕产史;前次怀孕有妊娠期高血压、胎儿生长受限等病史。

2. 症状和体征评估 系统性红斑狼疮症状多样,早期症状不典型,活动期可有全身症状,如发热、乏力、体重减轻、脸颊蝶形红斑、光过敏、皮疹、对称性多关节疼痛、肿胀、恶心、厌食、吞咽困难、腹痛、腹泻、眼睛干涩、眼睑充血等。

备孕女性若存在上述病史,建议至产科或风湿免疫科就诊。SLE 的诊断需要进行相关抗体检测,其治疗以口服药物为主,且需定期抽血复查,是一个长期的过程。妊娠可能使 SLE 病情反复甚至加重,处于 SLE 活动期的女性不建议怀孕。一般来说,SLE 患者同时满足以下 6 个条件方可谨慎备孕:①病情稳定至少 6 个月;②24 小时尿蛋白定量小于 0.5g;③无重要脏器损害;④糖皮质激素剂量相当于泼尼松小于 15mg/d;⑤停用免疫抑制药物半年以上;⑥未服用妊娠期间禁忌使用的药物。

孕前接受药物治疗的患者,怀孕后仍需继续口服药物,大量临床研究显示,羟氯喹、糖皮质激素等药物使用可以明显改善妊娠结局,而擅自停药或减小药量可能会导致疾病的复发及加重。所以,请一定谨遵医嘱!

(七) 慢性肾炎

"患肾炎究竟能不能怀孕,孕期会不会有危险?,对宝宝会不会有影响?"这是困扰很多育龄期慢性肾炎女性的问题。

慢性肾炎的全称为慢性肾小球肾炎,是一种以高血压、蛋白尿以及水肿为基本临床表现的疾病,慢性肾炎对肾脏有不同程度的损害,严重时还可能造成肾功能衰竭。怀孕会加重孕妇肾脏的负担,导致病情加重,还可能因胎盘血供不足影响胎儿发育,可造成流产、死胎、胎儿宫内发育迟缓、早产等不良结局。慢性肾炎对母儿危害极大,必须引起广大女性的重视。

做好慢性肾炎女性患者孕前风险评估对减少母儿危害、预防不良结局发生具有重要意义,主要评估要点如下:

1. **既往病史评估**　既往有急、慢性肾炎史或链球菌感染史;既往曾服用对肾脏有损伤的药物。

2. **症状和体征评估**　少尿、血尿、高血压、水肿、夜尿增多、头痛、心悸、食欲减退、易疲劳、腰膝酸软、贫血等。

对慢性肾炎的治疗,目前尚无特效药物,治疗的目的在于保护肾脏功能,防止发生严重并发症。若慢性肾炎处于活动期,病情严重、肾功能较差,则不建议怀孕,意外怀孕者建议早期行人工流产。

患慢性肾炎的女性在备孕期应与肾内科医生沟通,经医生充分评估,病情平稳后尽早怀孕。怀孕后避免使用肾损伤药物,重视症状及体征改变,定期复查尿常规及肾功能检测。整个孕期需规范产检,定期检测血压、尿常规、肾功能,由产科和肾脏内科共同管理。

二、用药史

(一)哪些常用药物是人类明确致畸原(孕前用药咨询)

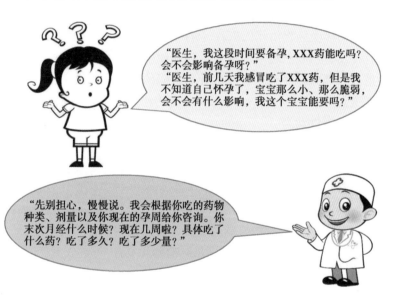

用药风险咨询

随着优生优育理念的深入,广大女性在备孕或妊娠期间对用药的顾虑日渐增加,部分孕妇对孕早期意外用药极其焦虑与自责。事实上,妊娠妇女和非孕妇女一样,也会罹患各种疾病,只要药物选择安全、合理,适时、适量用药,利大于弊。评估药物对胎儿的影响需要综合分析产妇的状态、孕周、药物的种类、剂量、疗程长短、给药途径等多种因素。

1. 用药时的胎龄与胎儿畸形关系　胎儿处于不断发育的过程，各器官发育时间不同，其功能也在发育中不断完善，因此孕妇用药时的胎龄与胎儿畸形发生率有密切关系（表 2-2）。

表 2-2　用药时间与胎儿发育关系表

用药时间	对胎儿影响
细胞增殖早期	药物影响是"全"或"无"的关系 "全"：胚胎死亡、流产 "无"：胚胎存活、发育正常，无任何致畸作用
器官形成期	受精后 3 周~3 个月：药物最容易致畸，可存在形态、功能异常
胎儿形成期	孕 3 月~足月：器官形成基本完成，药物仍可导致神经系统和生殖系统畸形

2. 妊娠期用药安全性评价　目前，我国尚未推出妊娠期药物的标准及指南，临床医生多依据美国食品药品监督管理局（FDA）提出的药物对胎儿的危害性等级（A、B、C、D、X）来指导临床工作。但 FDA 的妊娠分级存在一定的局限性，很多常用药物未被纳入分级，这给临床评估药物致畸风险造成困难。此外，药物剂量的不同对胎儿有截然不同的影响，例如正常范围的维生素 A 属于 FDA 分级中 A 类药物，但大剂量维生素 A 对胎儿存在致畸作用。常用药物的 FDA 分级见表 2-3。

表 2-3　FDA 药物分级与胎儿影响关系表

FDA 分级	对胎儿影响	常用药物
A 级	临床研究已证明在孕期对胎儿无危害作用，属于无致畸性药物	合适剂量的维生素 A、B、C 等
B 级	动物实验证实对胎儿无危害，缺乏临床研究证实的药物 可在医生观察下使用	青霉素、头孢菌素、林可霉素、克林霉素、红霉素、甲硝唑、布洛芬、吲哚美辛、双氯芬酸、洋地黄、地高辛、毛花苷、泼尼松龙等

FDA 分级	对胎儿影响	常用药物
C 级	动物实验证实致畸或致胚胎死亡，缺乏临床研究证实的药物 使用前需经医生评估、权衡利弊	阿昔洛韦、拉米夫定、巴比妥、苯巴比妥、肾上腺素、多巴胺、麻黄碱、呋塞米、甘露醇、地塞米松、倍他米松、甲基多巴、哌唑嗪等
D 级	已证实对胎儿有危害性的药物 只有在威胁到孕妇生命，其他药物无效情况下才使用	四环素、链霉素、华法林、抗肿瘤药物、抗癫痫药物、地西泮、氯氮䓬、氢氯噻嗪等
X 级	临床试验和动物实验均显示对胎儿有致畸或其他危害的药物 备孕女性或孕妇禁忌用药	雷米普利、贝那普利、异维 A 酸、甲巯咪唑、卡马西平、环磷酰胺、酒精、雄激素、氨甲喋呤、丙戊酸钠、苯妥英钠、放射碘等
中成药	中成药说明书上经常标注孕妇"慎用""禁用"，一般情况下中成药物成分及剂量均不可知，且无中成药物动物实验及临床试验致畸研究，很难对这类药物进行安全性评估	

(二) 如何评估疫苗的致畸风险

疫苗，相信大家都不陌生。疫苗是将病原微生物(如细菌、病毒、立克次氏体等)及其代谢产物，经过人工减毒、灭活或利用基因工程等方法，制成免疫制剂，接种后可以通过人体免疫系统发挥作用，对特定疾病产生抵抗力，保持人体健康。

很多人都会有这样的疑惑——疫苗接种对备孕有没有影响? 对妊娠有没有影响? 这些问题不能一概而论，疫苗因制作原理差别分为不同的种类，不同种类的疫苗给妊娠带来不同风险。疫苗的安全性及致畸风险见表 2-4。

表 2-4 常见疫苗安全性及致畸风险关系表

疫苗种类	疫苗制作原理	常见疫苗	安全性及致畸风险
灭活疫苗	细菌、病毒培养物经化学或物理方法灭活制成,使之完全丧失对原来靶器官的致病力,而仍保存相应抗原的免疫原性	乙肝灭活疫苗、狂犬病疫苗、脊髓灰质炎灭活疫苗	没有感染毒力,使用安全
减毒活疫苗	将细菌或病毒在人工培育的条件下,使其极大程度地丧失致病性,但仍保留一定的剩余毒力、免疫原性和繁衍能力	甲肝疫苗、脊髓灰质炎减毒活疫苗、百白破疫苗(破伤风、白喉、百日咳混合疫苗)、水痘、风疹、麻疹、腮腺炎等病毒性减毒活疫苗	可能会出现类似感染的症状或过敏反应等现象,孕妇不宜接种 *存在致畸风险*
亚单位疫苗	通过提取细菌、病毒的特殊蛋白质结构,筛选出具有免疫活性的片段制成的疫苗	流感疫苗、乙肝表面抗原疫苗、A 群脑膜炎球菌多糖疫苗、伤寒 Vi 多糖疫苗、靶向无细胞百日咳疫苗	安全性高、稳定性好
基因工程疫苗	利用 DNA 重组技术,把目的基因插入载体 DNA 分子中,然后导入原核或真核细胞表达系统,纯化抗原而制成的疫苗	甲肝、乙肝基因重组疫苗	安全性高、稳定性好

由表 2-4 可见,很多疾病的疫苗,同时有灭活疫苗、减毒活疫苗、亚单位疫苗和基因工程疫苗,咨询疫苗对妊娠的风险时,需详细描述疫苗种类以便医生作出准确判断。备孕和妊娠期间需要接种疫苗时,建议选择安全性高的疫苗。孕前接种过减毒活疫苗的女性,建议间隔半年后怀孕比较安全。

新型冠状病毒肺炎疫情期间,世界各地都开始了新冠病毒疫苗的研发及接种。备孕女性及孕妇是否能接种新冠肺炎疫苗,也成为了广大女性的困惑之一。此外,随着女性对宫颈癌的逐渐重视及HPV(人乳头瘤病毒)疫苗的普及,大家对接种 HPV 疫苗对妊娠的影响也有很多疑问,此处为大家进行简要解答。

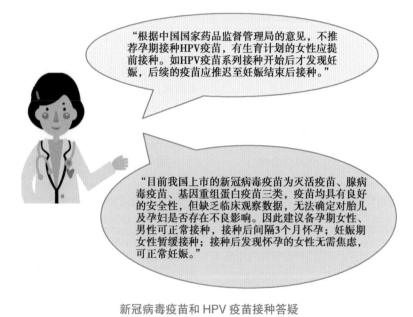

"根据中国国家药品监督管理局的意见,不推荐孕期接种HPV疫苗,有生育计划的女性应提前接种。如HPV疫苗系列接种开始后才发现妊娠,后续的疫苗应推迟至妊娠结束后接种。"

"目前我国上市的新冠病毒疫苗为灭活疫苗、腺病毒疫苗、基因重组蛋白疫苗三类,疫苗均具有良好的安全性,但缺乏临床观察数据,无法确定对胎儿及孕妇是否存在不良影响。因此建议备孕期女性、男性可正常接种,接种后间隔3个月怀孕;妊娠期女性暂缓接种;接种后发现怀孕的女性无需焦虑,可正常妊娠。"

新冠病毒疫苗和 HPV 疫苗接种答疑

三、避孕史

避孕是指性交时避免女性受孕的措施和行为。合理应用避孕技术,不仅可以避免怀孕,还能阻隔一些性传播疾病,避孕也是全面性教育的重要内容之一。避孕方式多种多样,如宫内节育器、皮下埋植剂、避孕套、安全期避孕、外用避孕药、体外排精法、紧急避孕药等。但避孕后妊娠的问题让广大女性倍感困惑。不同避孕方式对妊娠的影响见表 2-5。

表 2-5 不同避孕方式对妊娠的影响

避孕方式	常见种类	对妊娠的影响
宫内节育器	宫型环、吉妮环、曼月乐、T 型环等	• 取环后 2~3 个月即可备孕 • 对精子和胚胎有毒性作用,带环受孕者建议终止妊娠,人工流产同时取环
激素避孕	短效避孕药:妈富隆、优思明、优思悦、达因 -25	• 停药后即可妊娠 • 不影响子代生长发育
	长效避孕药:长效避孕针、皮下填埋剂	• 停药 6 个月后妊娠较为安全
屏障避孕	避孕套、阴道套	• 对妊娠无影响
自然避孕	安全期避孕	• 意外怀孕后可继续妊娠
紧急避孕	紧急避孕药、米非司酮	• 胚胎直接死亡、流产 • 未造成影响,继续妊娠

四、不良妊娠史

不良妊娠指所有影响胎儿发育和产妇健康的异常妊娠状况,所含范围较广,包括不孕、自然流产、早产、胎死宫内、死产、葡萄胎、出生缺陷(胎儿畸形、智力障碍等)、低出生体重等不良结局。不良妊娠对孕妇造成身体和心灵的双重打击,有出生缺陷的新生儿,为家庭和社会带来巨大的痛苦和沉重的负担。

既往有不良妊娠史的女性,在准备再次妊娠前,必须进行产前咨询,了解前次不良妊娠的发生原因,评估对再次妊娠是否有影响。

1. 胚胎因素 染色体异常是早期自然流产、胎死宫内、胎儿发育畸形及出生缺陷的重要因素。夫妻双方均应在孕前进行染色体检查,怀孕后可以进行胎儿染色体检查。

2. 母体因素

(1)生殖器官异常,如子宫畸形(子宫纵隔、双子宫、单角子宫等)、宫腔粘连、子宫内膜息肉、宫颈功能不全等。

（2）内分泌异常，如黄体功能不全、多囊卵巢综合征、糖尿病、甲亢、甲减等。

（3）免疫功能异常，常见的疾病有抗磷脂抗体综合征、系统性红斑狼疮等。

（4）凝血功能异常，如易栓症。

针对母体存在的异常，孕前应进行全面检查明确具体原因，并开展针对性的治疗。

3. 父亲因素　男性精子质量与受精卵形成及胚胎发育密切相关，精子畸形可致早期自然流产、胎死宫内、胎儿发育畸形等。有不良妊娠史的女性，其丈夫也应进行精子质量及活力的检查。

4. 环境因素　孕前或孕期接触有毒物质、药物、放射线等均可能导致胚胎死亡、流产及发育畸形。

综上所述，发生过不良妊娠的女性，需要在医生的帮助下找到问题所在，做好提前治疗及预防措施。无法明确原因的女性也无需忧虑，医生会根据您所提供的病史等资料进行相应的病因检查。采取干预措施后，绝大多数女性都可以成功怀孕并生育健康的孩子。

五、家族史

一个家族中多个成员患有同一种疾病，医学上称为疾病家族史。由于一个家族遗传基因存在相似性，家族成员间可能携带同一疾病的相同或相似致病基因，引起疾病发病呈家族倾向，属于家族遗传病，例如多指（趾）、多发性结肠息肉、多囊肾、乳腺癌、血友病、精神分裂症、老年痴呆、哮喘等。此外，有些家族史与遗传关系不大，例如家庭中多个成员都由于饮食中缺少维生素 A 而患夜盲症；因喜食滚烫食物易患食管癌；因喜食高盐偏咸的食物易患高血压等。这是因为在同一家庭中，饮食、居住等环境因素相近，可能导致多个成员患有相同的疾病。

在孕前该如何明确是否存在疾病家族史呢？

首先,夫妻双方孕前应了解各自三代直系亲属相关疾病状况,若家族内存在近亲结婚者,遗传病发病概率将大大增加。

其次,审视自己的饮食习惯,改变不健康的生活作息和饮食习惯。

若发现家族中至少两人患同一种疾病,需要引起高度重视,孕前检查时及时告知医生,医生将对应疾病进行相关的深度检查。若存在遗传性家族史,夫妻双方需进行染色体检查、孕前专家遗传咨询及妊娠期胎儿染色体检查等。

六、生活史

(一) 孕前需要补充小剂量叶酸吗

全国出生缺陷医院监测数据显示,神经管畸形位列出生缺陷前 5 位。常见的神经管畸形主要包括无脑儿、脊柱裂、脑膨出等,是一组严重的新生儿先天性异常,也是导致围生儿死亡的主要原因之一。神经管畸形的发生受遗传因素和环境因素等多种因素的影响,特别是在孕早期,叶酸缺乏是导致胎儿神经管畸形主要原因之一。

叶酸是一种 B 族维生素,在人体内的总量仅 5~6mg,但几乎参与所有生化代谢过程,参与体内许多重要物质的合成,对细胞分裂和生长有重要作用。无论什么原因造成体内叶酸缺乏,其直接后果就是细胞的分裂和增殖受到影响。如在妊娠早期叶酸缺乏,胎儿发育过程中就可能出现神经管不能闭合,造成无脑儿、脊柱裂等疾病。大量研究表明,孕妇在妊娠前和妊娠期适量补充叶酸可有效预防胎儿神经管畸形的发生。

人体不能合成叶酸,因此必须从食物中获得。但叶酸是水溶性维生素,可溶于水,易在高温环境中受到破坏,所以很难从一日三餐中摄入足够的叶酸。因此,除了应常吃富含叶酸的食物,如动物肝脏和肾脏、鸡蛋、豆类、绿叶蔬菜等,还应每天服用 0.4mg 的叶酸,以满足妊娠期妇女及胎儿对叶酸的大量需求。并且,应该从孕前 3 个月就开始,至少服用到妊娠满 3 个月。

（二）物理性致畸物有哪些

常听人说"怀孕后到医院不能照 X 线，放射科也不能去……"到底是不是真的？怀孕以后有哪些东西不能碰呢？

怀孕后，尤其在孕早期，一些物理因素可能导致胎儿畸形，大家要尽量避免接触，常见的物理性致畸包括电离辐射、高温、噪声等。

1. 电离辐射 凡能引起物质电离的射线总称为电离辐射，常见的有 X 射线，β、γ 射线、α 粒子、中子、质子等。大家所熟悉的拍胸片、做 CT，都涉及 X 射线。这种看不见摸不着的射线，会抑制细胞的有丝分裂、改变细胞的正常迁移和彼此之间的联系，可能造成染色体畸变和基因突变等，对胎儿造成影响。当然，这里必须要说明的是，所有电离辐射对胎儿的影响与照射的部位及胎儿所接受的辐射量有关。

2. 高温 高温对胚胎的影响在于其可干扰上皮细胞的正常增殖，甚至导致细胞死亡和血管生成异常。无论外界环境温度持续过高，还是孕妇体内温度过高，都有可能对娇嫩的胎儿造成影响。受影响最大的是神经系统，妊娠早期的孕妇，如果长时间或经常受到高温刺激，胎儿有可能出现无脑儿、脊柱裂等神经管畸形。还有研究发现，妊娠早期发热使新生儿发生唇裂、腭裂以及唇腭裂的风险明显增加。

所以，如果您所处的工作环境属于高温作业，在准备怀孕和孕期，为了宝宝的健康，应脱离高温环境为宜。

3. 噪声 随着城市化发展，噪声的污染也日益严重。高音喇叭声、机器轰鸣声、卡拉 OK 厅里震耳的音响声、车辆鸣笛声等，这些引起人们烦躁的、令人厌恶的声音都属于高强度噪声。

胎儿听觉器官的发育在孕早期就已经开始，耳蜗从妊娠第 20 周起开始发育，并持续至出生后 30 多天，胎儿的听觉系统处于不断发育的过程，85dB 以上的噪声即可对胎儿造成伤害，在出生前可能会丧失听觉的敏锐度。孕妇在孕早期如果长时间接触超过 85dB 的噪声，有可能导致胎儿听力受损，甚至造成胎儿脑部发育不良、低出生体重、早产等。

现在利用音乐进行胎教的人也越来越多，在音乐胎教的时候，要注意避免节奏过强、声音过大的音乐，并且每次时间不要超过 20 分钟，这样才能起到最有效最安全的音乐胎教的作用。

（三）化学性致畸物有哪些

出生缺陷的发生原因复杂，除了之前所说的物理性致畸物以外，环境中还有一些化学物质，可能与出生缺陷存在千丝万缕的联系。

1. 金属元素　金属元素中，铅、镉对人体的致畸作用是肯定的。

铅对胚胎有明显的致畸作用，孕妇摄入的铅会通过胎盘循环进入胎儿体内，从而影响胎儿的视觉及听觉发育，胎儿神经系统若受到铅污染，还有可能影响后天的智力发育。孕妇接触铅的量越大，铅毒性就越明显，后果将越严重。妊娠期高水平的铅暴露还有可能造成流产和胎儿畸形。

汽车尾气中铅含量较高，孕妈要少去车多拥挤的场所，不要在马路两旁散步；电池厂、油漆厂附近，属于铅污染地区，最好不去；此外，还要注意避免摄入含铅较多的食物，如含铅的皮蛋、爆米花及有色食物等。孕妈应适当补充多种营养素，防止蛋白质、钙、铁、锌的缺乏，以减少肠道对铅的吸收。生活在铅污染严重地区的孕妇，一定要定期测定血铅。

镉是一种常见的环境毒物，主要在有色金属冶炼厂附近，尤其是以铜精矿为原料生产粗铜的工厂，排出的污染物以镉为主。镉的生物半衰期长达 10~35 年，可通过饮食、吸烟及职业接触等途径进入人体，在体内长期蓄积而产生毒性作用。虽然胎盘对镉具有明显的屏障作用，但少部分通过胎盘的镉仍可能对胎儿的生长发育产生直接影响，引起胚胎或胎儿死亡、胎儿畸形和胎儿生长受限等。

2. 化学合成杀虫剂　在我国广大农业种植区，杀虫剂的使用频率比较高。杀虫剂分为生物源杀虫剂和化学合成杀虫剂，对人类影响较大的是化学合成杀虫剂。

化学合成杀虫剂中，最多见的是有机磷类杀虫剂，如对硫磷、敌百虫、乐果等,此外还有有机氯类的 DDT、六六六等。这些杀虫剂能通过呼吸道、皮肤吸收进入孕妇体内,并且可以通过胎盘屏障,影响胎儿的生长发育。

夏季人们常用拟除虫菊酯类杀虫剂驱赶蚊虫,市面上大多数的蚊香、电蚊香中的有效成分就是它。研究显示,孕期接触拟除虫菊酯类杀虫剂可能会对幼儿神经智力发育产生不良影响。另外,蚊香燃烧的烟里含有对人体有害的物质,有可能诱发哮喘等疾病。所以,夏季防蚊最安全的方法是用蚊帐。

(四) 家里刚刚装修完,可以要孩子吗

很多人都知道,刚刚装修好的房子不能马上住进去,要"散散味儿"! 但你知道要散的是什么味儿吗? 这种情况下能要孩子吗?

说到装修,免不了要刷墙、打家具、铺地板或地砖等,都要用到涂料、油漆、胶等材料。室内装修最常见的污染物是甲醛、苯和氨气。

甲醛的主要来源是多种人造板材、胶粘板、墙纸等,黏合剂中主要污染物也是甲醛。甲醛有刺激性气味,即使在浓度极低的情况下,也能引起人体鼻咽喉部的刺激症状,对身体造成伤害。甲醛还是一种致癌物质,是导致胎儿畸形和妇女不孕症的潜在威胁因素。

苯来源于胶、漆、涂料和黏合剂中,无色,有特殊芳香味,是强烈的致癌物。

氨气主要来自装修中使用的混凝土添加剂,如防冻剂、膨胀剂、涂料添加剂以及下水道淤塞物等。氨气有难闻的臭味,对人体呼吸道及眼睛有强烈的刺激作用。

所以,"散散味儿"散的就是甲醛、苯、氨气,减少这些有毒物质在室内的残留。装修要选择正规的装饰公司、选择环保装修材料,进行有效通风换气,在住进新房之前,有条件的应进行空气污染物的测定,这样更放心。

刚刚装修好的房子不要急着住,更不要急着要孩子!

(五) 家里的宠物需要送走吗

当今社会,很多家庭都会养宠物,猫、狗、兔子、豚鼠等都是人类

的好朋友。那么,怀孕后可以养宠物吗? 有些养了很长时间的可爱的小猫小狗,实在不舍得,该怎么办?

养宠物对于怀孕最大的健康隐患就是弓形虫感染,这也是大家非常关心的一个问题。孩子,我所欲也;宠物,亦我所欲也。二者可否兼得?

1. 弓形虫是什么　弓形虫是一种寄生于人体和动物内的原虫,可寄生于人体几乎所有有核细胞内,因滋养体似弓形或半月形被命名为弓形虫,可引起人体弓形虫感染或弓形虫病。

2. 弓形虫从哪里来,又是如何感染人的　这一点很明确,猫是弓形虫唯一的最终宿主。弓形虫只有在猫体内才能繁殖,只有猫的粪便中含有传染性的包囊,并且含有弓形虫包囊的粪便需要至少24小时的孵化时间才有传染性。所以,我们可以做这样一个假设,假设猫排出感染了弓形虫的粪便,你不在家,等待了24小时后才去处理,当时室内温度适宜,28~32℃,如果你正好怀孕,铲屎的时候没有戴手套,铲完屎又没有洗手就去吃了东西。当这些假设都存在的情况下,接触了猫的粪便有可能被感染。

狗是弓形虫的中间宿主,弓形虫只存在于狗的肌肉和血液里,不会排出卵囊,只要狗的皮毛没有沾到传染性的包囊,日常接触是不会被传染的。但人类若食用了没有熟透的感染了弓形虫的狗肉,有可能被感染。

由此可见,弓形虫感染人,真正的"元凶"是人类不良的生活及卫生习惯。

3. 弓形虫是如何感染胎儿的,后果严重吗　孕妈若感染了弓形虫,可以通过母体胎盘传播给胎儿(即垂直传播),可能导致孩子患先天性弓形虫病。如果在怀孕期间首次感染弓形虫,有可能传播给胎儿,造成严重后果,如导致流产、早产、死产等。感染弓形虫最容易侵犯人体大脑、眼及心血管系统,导致胎儿出现无脑儿、脑积水、小头畸形、小眼畸形、智力发育不全等,是人类先天性感染中严重的疾病之一。

因此,孕妈一定要科学饲养宠物,与宠物亲密接触要有度,"铲屎官"的工作最好由家人代劳,做这些清理工作要及时、戴手套,清理后要彻底洗手,定期给猫砂盆消毒。还有很重要的一点,吃东西前一定要彻底洗手,不吃没有煮熟的食物或未洗净的蔬菜水果,避免"祸从口入"!

(祁文瑾　瞿　琳)

第三章　出生缺陷的二级预防

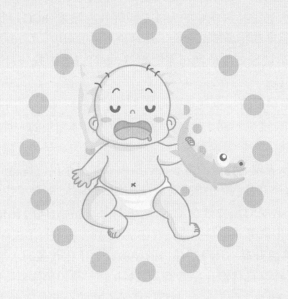

第一节 早期妊娠指导

一、重视早期妊娠表现

早孕阶段最常见的表现有以下三个:

1. 停经 平时月经规律的女性突然月经没有按时来潮,就要考虑有没有怀孕,如果45天月经还没有来,怀孕的可能性就更大了。这时,要做的第一件事情就是确定是否怀孕。最简单的方法是早孕试纸检测,通过检测尿中的人绒毛膜促性腺激素(hCG)判断是否怀孕,其敏感度和特异性都很高。从理论上讲,同房后7~10天,如果受孕了,早孕试纸就能检测出来。当然,也可以去医院通过查血 hCG的方式确认。

2. 早孕反应 也就是俗称的"孕吐",根据每个人情况不同,孕吐时间和程度也不同。早孕反应是怀孕后母体出现的一种生理性变化,一般认为与孕激素和 hCG 等水平升高有关。早孕反应大多数人可以忍受,表现为轻微的恶心、呕吐,但如果早孕反应特别严重,可能引起电解质紊乱,甚至脂肪动员,尿中出现酮体,需要尽快到医院对症治疗。必要时需要禁食禁水,避免刺激胃黏膜,同时补充能量、电解质和维生素等。早孕反应一般在孕12周左右自行消失。

3. 体温升高 怀孕后体内的孕激素处于比较高的水平,而孕激素能使人体基础体温比平常升高 0.3~0.5℃,孕妈的体温一般会维持在 36.9~37.2℃之间。这对于平时月经不准的女性来说尤为重要,当发现基础体温升高时,应及时做血或尿妊娠试验,以明确是否怀孕。

孕早期除了上述三个常见表现之外,还有很多孕妈会有尿频和乳房的改变。尿频往往是因为怀孕后增大的子宫向前压迫膀胱而出现症状;乳房的变化主要表现为乳房胀痛,乳头增大,乳头和乳晕的颜色加深,同时乳晕周围还会出现一些深褐色的结节。这些都是正常现象,是怀孕后体内雌激素和孕激素升高引起,不用担心。

二、孕早期注意危险信号

妊娠前三个月,很多准妈妈都会小心翼翼,一方面要应付恼人的孕吐,更重要的是要关注有没有异常现象的发生,比如肚子痛、出血等。

1. **腹痛** 孕早期下腹部隐隐作痛可能很多孕妈都曾经经历过。大多是由于孕期胚胎着床刺激子宫增大引起的生理性腹痛。一般腹痛感不明显,在休息之后可以减轻,这个时候要避免劳累、不要泡盆浴、不要同房。

如果出现腹痛感加重,或长时间持续性的腹痛,伴有腰酸痛等不适症状,就属于异常表现了。这时应该尽快去医院检查,明确腹痛的原因。B超检查可以帮助判断是宫内孕还是宫外孕,必要时还需借助动态hCG监测。

先兆流产导致的下腹隐痛,大多通过休息及治疗后能够缓解或消失;如果症状不缓解,就有可能发展为难免流产。如果诊断为宫外孕,需要接受手术或药物治疗。如果孕妈在早孕阶段出现腹痛的症状,一定要高度警惕,千万不要盲目自行观察,到医院请医生帮助判断较为稳妥。

2. **阴道出血** 怀孕早期,受精卵刚着床,在宫腔内还不太稳定,有些孕妈在剧烈活动或劳累之后可能出现褐色或咖啡色的阴道出血,这是先兆流产的表现,一般通过休息可以缓解。

有些患者常常在短暂的停经后,随之出现不规则的阴道出血,出血量一般比较少,也有可能是褐色点滴状的出血,要格外引起重视,有人会把它当作一次迟到的月经。到底是迟到的月经还是宫外孕,需要到医院接受规范的B超检查及hCG动态监测。尤其还没有确诊是宫内孕还是宫外孕的时候,要格外注意阴道出血症状。

此外,还有一部分阴道出血是宫颈病变引起,也要引起警惕。

总之,如果孕早期出现腹痛、阴道出血的症状,必须尽快就诊以明确病因、积极治疗,避免延误病情。

(丁 新)

第二节 妊娠期母体常见慢性疾病指导

怀孕之前女性要做全面的健康体检,在身体条件允许的情况下才可以安心怀孕,怀孕以后要加强监测,不可放松警惕。

在一些偏远地区,并不是所有人都能够做到定期体检,对自己的身体状况也许并不能做到充分了解。尤其三孩政策实施以来,越来越多的高龄产妇,身体可能合并一些慢性基础疾病。因此,孕前如果不能很好地控制慢性疾病或抱着侥幸心理带病妊娠,不仅会影响孕妇的身体健康,还会危及胎儿。

一、妊娠合并心脏病

妊娠合并心脏病是产科严重的并发症,甚至会危及孕妇的生命安全。在我国,妊娠合并心脏病在孕产妇死亡原因中高居第 2 位。妊娠和分娩本来就会加重心脏负担,原本心脏就有疾病的孕妇在孕期更加"举步维艰",发生心力衰竭的概率会更高。

合并心脏病的女性在怀孕前一定要充分了解病情,请专业的心脏科医生评估心功能级别、是否可以承受妊娠及分娩的过程。此外,在整个孕期要避免剧烈运动、保持情绪稳定,积极预防贫血,预防感染,并且要严密监测心脏功能,一旦出现胸闷、心慌、气短、乏力等心功能下降的表现,要第一时间去医院就诊。

二、妊娠合并高血压

日常生活中,有高血压病史女性,临到要孩子都会非常焦虑,血压高,头痛,焦虑! 要吃药,怕对孩子有影响,焦虑! 其实,尽管高血压的孕妇在孕期可能出现子痫前期、胎盘早剥、胎儿生长受限等并发症,但只要合理用药,认真监测血压,大多数高血压女性都能正常怀孕并顺利度过孕期。

有高血压病史的女性,孕前会常规服用某种降压药来控制血压,但在准备怀孕或已经怀孕后,常常会犹豫,要不要继续服用这些降压药?

是否继续服用降压药是根据血压控制情况来决定的,要权衡利弊,如果停药后血压持续超过 140/90mmHg,就需要继续服用。但是,降压药的种类及用量可能需要做出调整,医生会选择对母体、胎儿影响小的药物,在控制血压的同时,尽量将药物的副作用降到最低。

除了降压药,在妊娠 12 周后可口服低剂量阿司匹林,以降低患子痫前期的风险。当然,这些药物必须在医生指导下使用。

三、妊娠合并糖尿病

无论 1 型或 2 型糖尿病,计划妊娠的女性如果血糖控制不稳定,会给妊娠带来很大的风险,如流产、早产、子痫前期、巨大胎儿、出生缺陷等发生率增加,还会增加肩难产、产道损伤、剖宫产、产后出血风险。此外,对新生儿来说,新生儿产伤、低血糖、新生儿呼吸窘迫综合征等风险也增加。

因此,合并 1 型或 2 型糖尿病的女性,顺利度过孕期的首要前提就是控制好血糖! 可以通过调整饮食和运动来控制血糖,必要时可使用胰岛素,使用胰岛素过程中需要不断监测血糖水平调整胰岛素的用量。另外,在整个孕期要积极产检,完善各项检查,如血液和尿液检查,评估肾脏功能;做眼底检查,排除糖尿病对眼睛的影响;监测血压等。

四、妊娠合并贫血

贫血指外周血的血红蛋白<110g/L 及红细胞比容<0.33。在各

种类型贫血中,缺铁性贫血最为常见,此外,还有巨幼细胞贫血、地中海贫血、再生障碍性贫血等。

病情较轻的患者大多没有症状,重度贫血孕妇可出现乏力、头晕、心悸、气短、腹胀、腹泻、易激惹、皮肤黏膜苍白、口腔炎、舌炎等症状。对缺铁性贫血的治疗,首先要加强营养,食用含铁丰富的食物;对胃肠功能紊乱和消化不良等可能导致缺铁性贫血的疾病,应进行针对性处理;补充铁剂,当血红蛋白<70g/L时应考虑输血。

巨幼细胞贫血是叶酸或维生素 B_{12} 缺乏引起 DNA 合成障碍导致的贫血。严重的巨幼细胞贫血会有消化道症状和周围神经炎症状,如手足麻木、针刺、冰冷等感觉异常和行走困难。对巨幼细胞贫血的治疗除了纠正不良饮食习惯,加强营养补充之外,还要注意补充叶酸、维生素 B_{12},当血红蛋白<70g/L 时应考虑输血。

五、妊娠合并系统性红斑狼疮

系统性红斑狼疮(SLE)是一种免疫系统疾病,好发于 20~40 岁的育龄期女性,临床上表现为全身多个脏器和系统损伤,严重时甚至导致患者死亡,影响患者身心健康和生命安全。怀孕会使 SLE 病情出现反复或加重,同时,SLE 可能增加子痫前期、流产、早产、胎儿生长受限、新生儿狼疮等严重并发症的发病风险,严重时会危及母儿健康和生命。因此,患有 SLE 的女性,必须通过治疗达到所有脏器临床表现缓解方可怀孕。

合并 SLE 的孕妇需要缩短产检间隔、增加产检频率,同时配合医生的各项检查和治疗,定期做血尿常规、24 小时尿蛋白定量、生化电解质、免疫抗体及血清补体水平的检测,根据病情调整孕期用药。妊娠合并 SLE 属于高危妊娠,在孕期必须接受产科医师和风湿免疫科医师的共同管理及严密监测,以期获得相对满意的妊娠结局。

六、妊娠合并慢性肾炎

慢性肾炎是一种慢性疾病,怀孕会加重肾脏负担,可能会引起疾病的反复与加重,同时也可能影响宝宝的生长发育,造成胎儿生长受限、早产、胎儿窘迫,甚至胎死宫内等。所以,在怀孕前必须经肾内科医生充分评估,病情平稳后方可怀孕。

对慢性肾炎的治疗目前尚无特效药物,尤其在孕期,治疗的目的仍以保护肾脏功能为主,防止发生严重并发症。如孕前及孕期要保证充分的休养和能量的补充,提高机体抗病能力,避免使用肾损伤药物,监测血压,重视自身症状及体征改变,注意水肿程度的改变,密切监测肾功能变化等。

当然,慢性疾病不止上述几种,准妈妈们在怀孕前一定要对自己的身体有全面的了解,无论合并哪种慢性疾病,都需要得到专科医生的"批准"尚可怀孕,并且在妊娠期间要加强产检,千万不可抱有侥幸心理。

(丁 新)

第三节 妊娠期药物咨询

一、妊娠期药物致畸咨询

妊娠期是一个特殊的生理阶段,孕妈妈们在这个时期会非常重视饮食,对使用的药物也格外警惕。因为这除了关系到自身的健康,还可能对胎儿产生一定影响,甚至导致胎儿畸形等不良后果。

目前临床上使用的药物可分为五类,分别为 A 类、B 类、C 类、D 类和 X 类。

A 类——对胎儿有影响的可能性很小,如复合维生素、氯化钾等。

X 类——目前在动物或人类的研究显示可导致胎儿畸形,或人类经验显示对胎儿有风险,如米非司酮、放射类药物等,孕期禁忌使用。

B 类——动物研究中没有发现对胎儿存在风险,但无人类孕妇的对照研究,或动物研究中显示有不良影响,但在人类孕妇的对照研究中没有证实,如利多卡因、氯雷他定、阿奇霉素、红霉素等。

C 类——动物研究显示对胎儿有致畸或杀胚胎作用,但在人类中没有研究,如氟马西尼、庆大霉素等。

D 类——有证据显示对人类胎儿存在风险,但为了孕妇的获益是可以接受的,如链霉素、地西泮等。

然而,由于上述分类的局限性,目前临床上更多的是对药物风险进行"知情告知",详细说明药物致畸风险的证据来源于动物实验还是人类,以及使用该药物的剂量、时间和产生的并发症等。

因此,妊娠期使用药物需要具有明确的指征,选择有效且对孕妇和胎儿相对安全的药物,尽量选择一种而不是多种药物,避免选择尚未明确风险的药物,减少用药剂量和用药时间。孕早期是胎儿各系统发育的关键时期,尽量将用药时间推迟到妊娠中晚期。

二、妊娠期常见疾病的用药指导

(一) 妊娠剧吐

妊娠剧吐指妊娠早期出现严重持续的恶心、呕吐,并引起脱水、酮症甚至酸中毒,需要住院治疗。由于妊娠剧吐发生在妊娠早期,正值胎儿发育的关键时期,为了避免"反应停"类似事件的再次发生,使用止吐药物的安全性备受关注。

妊娠剧吐的孕妇应休息,避免接触可能加重症状的气味、热、潮湿以及闪光等感觉刺激,少吃多餐,避免胃饱满,避免食用辛辣和油腻食物。维生素 B_6(A 类)或结合多西拉敏(A 类)作为治疗妊娠期恶心呕吐的一线药物相对安全有效,但目前我国尚无多西拉敏。

多巴胺拮抗剂甲氧氯普胺(B 类)和吩噻嗪类药物异丙嗪(C 类)对妊娠剧吐的治疗也是有效的,且不增加先天畸形的风险,但甲氧氯普胺可发生锥体外系不良反应,异丙嗪也有报道显示长期使用新生儿可发生戒断症状,包括锥体外系反应,因此只作为二线用药。另一类二线用药是 5- 羟色胺受体拮抗剂昂丹司琼(B 类),它是妊娠期外最有效的止吐剂,但在妊娠期使用的安全性仍存在争议。

妊娠剧吐常使用的糖皮质激素为甲泼尼龙,但多数专家认为妊娠早期全身使用糖皮质激素可能会增加胎儿唇裂的风险,应考虑作为三线药物使用。

(二) 妊娠期糖尿病

随着全球范围内糖尿病发病率的不断升高以及妊娠期代谢性疾病筛查的普及,妊娠糖尿病患者的数量正逐年上升。对于妊娠糖尿病患者,首选通过改变生活方式和增加运动量控制血糖。

通过饮食和运动血糖控制不佳的妊娠糖尿病患者,胰岛素(B 类)是首选用药。胰岛素不通过胎盘屏障,目前没有对胎儿和新生儿产生不良影响的证据。应用最普遍且最符合生理要求的胰岛素治疗方案是基础胰岛素 + 餐前胰岛素,即三餐前注射超短效胰岛素或短效胰岛素,睡前注射中效胰岛素。

妊娠过程中机体对胰岛素的需求是不断变化的。妊娠中、晚期相对于妊娠早期对胰岛素的需求可能有不同程度的增加,妊娠32~36 周达到高峰,应根据孕妇的血糖监测情况,不断调整胰岛素用量,避免高血糖和低血糖的发生。

如果胰岛素用量较大或存在胰岛素禁忌的情况下,可考虑适当口服降糖药,如二甲双胍(B 类),但妊娠糖尿病患者使用口服降糖药缺乏长期安全性数据,一般不建议使用。

(三) 妊娠期高血压

妊娠期高血压是妊娠与血压升高并存的一种疾病,可增加胎盘早剥、心脑血管意外、急性肝肾功能衰竭、胎儿生长受限等并发症的风险,是孕产妇和胎儿死亡的重要原因之一。

妊娠期高血压孕妇的治疗措施以改善生活方式为主,如低盐低脂饮食、适当运动等,必要时需要通过药物控制血压。妊娠期高血压孕妇最常用的口服药物有拉贝洛尔(C 类)、硝苯地平(C 类)、甲基多巴(B 类)等,必要时可考虑使用小剂量氢氯噻嗪(B 类)等利尿剂。使用静脉药物降压时,需从小剂量开始,避免血压骤降,并严密监测孕妇血压及其他生命体征和胎儿宫内情况。

硫酸镁（B 类）是治疗子痫的一线药物,是重度子痫前期治疗中预防子痫发作的关键药物。该药物可能降低血压,应避免与降压药同时使用。当血清镁离子超过 3.5mmol/L 可能出现中毒症状,因此用药过程中需要监测尿量、呼吸、心率和膝跳反射及血清镁离子浓度,有心脏传导阻滞、重症肌无力、严重肾功能不全者禁用。

（乔　宠）

第四节　妊娠期感染性疾病咨询

一、孕期 TORCH 检查有什么意义

TORCH 是由一组病原微生物的英文名称首字母组合而成,分别为 TOX(toxoplasma),指弓形虫;Others,指其他,如梅毒螺旋体、带状疱疹病毒、微小病毒 B19 等;RV(rubella virus),指风疹病毒;CMV(cytomegalovirus),指巨细胞病毒;HSV(herpes simplex virus),指单纯疱疹病毒。TORCH 可通过胎盘垂直传播,引起宫内感染,造成流产、死胎和出生缺陷等,感染时胎龄越小,胎儿发生先天畸形的概率越高,畸形越严重。TORCH 检查结果中的 IgG 阳性提示继往感染,IgM 阳性则提示急性感染。

孕期感染 TOX 的胎儿出生时可能没有明显的特征,随后可逐渐出现肝脾大、黄疸、贫血,以及颅内钙化、脑积水和小头畸形等神经系统疾病,还可能发展为脉络膜视网膜炎、学习障碍等。如孕前母体 TOX IgG 阳性,母体为终身免疫,可无需担心;若 TOX IgG 阴性,则需要在孕期避免接触猫、狗等动物的排泄物和进食被污染的肉食。

RV 感染是造成胎儿先天畸形的主要原因之一。胎儿感染 RV 会形成先天性感染,导致先天性风疹综合征。最常见的表现为白内障、感觉神经性耳聋及心血管系统缺损等,这些症状可能发生在出生

后数周,也可能发生在数年后。值得庆幸的是,RV IgG 阴性的女性可在孕前注射疫苗,产生抗体,获得终身免疫。

胎儿感染 CMV 主要表现为小头畸形、感觉神经性耳聋、脉络膜视网膜炎、精神运动发育迟缓等,但大多数 CMV 感染新生儿出生时无症状。CMV IgG 阳性并非提示母体终身免疫,孕期仍有复发感染的可能。

HSV(主要是 Ⅱ 型)大多通过产道感染新生儿,轻者表现为局限在皮肤、眼睛或口部的疱疹,重者导致内脏受侵或脑膜炎等。少数宫内感染胎儿则易发生多器官畸形、胎死宫内、胎儿生长发育迟缓等。HSV 也可反复感染,即使 IgG 阳性也非终身免疫。

孕妇感染 B19 病毒后,通过胎盘引起胎儿宫内感染,可引起胎儿水肿、死胎,新生儿肝功能不良、心肌炎和神经系统发育异常等不良结局,但不增加胎儿畸形的风险。B19 病毒具有自限性,IgG 抗体产生后可具有终身免疫力。

因此,TORCH 检查最好的时机是孕前,以明确孕前感染状态,但不推荐所有孕妇进行常规筛查,且不能仅凭血清学检查结果而建议选择终止妊娠。

二、"艾梅乙"宫内垂直传播的监测、治疗及阻断

"艾梅乙",即艾滋病、梅毒、乙肝,是妊娠期常见的垂直传播疾病,可导致流产、早产、胎儿生长受限、死胎和出生缺陷等,严重危害母儿健康。

妊娠期因免疫功能受抑制,可加速 HIV 感染者从无症状期发展为艾滋病(AIDS),同时增加不良妊娠结局的发生,因此 HIV 感染者应避免妊娠。对已怀孕的 HIV 感染者,医务人员应主动提供预防艾滋病母婴传播咨询与评估,由孕产妇及其家人在知情同意的基础上做出终止妊娠或继续妊娠的决定。对初次产检的孕产妇,应常规进行 HIV 抗体检测,如确诊 HIV 感染,应立即进行抗病毒治疗,在抗病毒治疗前和治疗过程中进行病毒载量、$CD4^+T$ 淋巴细胞计数及其他相关检查。

孕妇感染 HIV 可通过胎盘传染给胎儿,或分娩时经产道感染,出生后母乳喂养也可感染新生儿,约 90% 的儿童通过母婴传播感染 HIV。在妊娠、分娩和哺乳期间,如果采取有效的抗逆转录病毒治疗,可大大降低母体将 HIV 传染给子女的风险。建议在妊娠 38 周时选择剖宫产以降低 HIV 母婴传播,且不推荐母乳喂养。

妊娠合并梅毒属于高危妊娠,梅毒螺旋体可通过胎盘感染胎儿引起先天性梅毒,新生儿也可在分娩时通过产道被传染,还可通过产后哺乳或接触污染物品而感染。所有孕妇均应在首次产检时进行梅毒血清学筛查,确诊后治疗方案同非妊娠期,以青霉素治疗为主,但禁用四环素、多西环素。在孕早期治疗有可能避免胎儿感染,在孕中、晚期治疗可能使受感染胎儿在分娩前治愈。

我国梅毒诊疗指南推荐,在妊娠 3 个月内和妊娠末 3 个月各进行 1 个疗程的抗梅毒治疗。合并梅毒的孕妇应在孕 24~26 周行超声检查,注意胎儿是否有先天性梅毒征象,未发现异常无须终止妊娠。妊娠合并梅毒,无论是否进行抗梅毒治疗,均非剖宫产指征。分娩前已经接受规范抗梅毒治疗的产妇,治疗反应良好并且排除胎儿感染的可以母乳喂养。

母婴垂直传播是我国慢性乙肝的主要原因。育龄期及准备妊娠的女性均应筛查乙肝六项,乙肝表面抗原(HBsAg)阳性者需要进一步检测乙肝病毒载量(HBV DNA)。符合抗病毒治疗适应证患者,可在妊娠前应用干扰素或核苷类药物如替诺福韦抗病毒治疗,在肝功能正常、血清 HBV DNA 低水平、肝脏超声无特殊改变时受孕。

妊娠期如果发生轻症急性肝炎,积极治疗后好转可继续妊娠。治疗主要采用护肝、对症、支持疗法,治疗期间密切监测肝功能、凝血功能等指标。如为慢性活动性肝炎,治疗后效果不理想应考虑终止妊娠。分娩时应尽量避免产程延长、软产道裂伤和羊水吸入,新生儿在出生后 12 小时内尽早注射乙型肝炎免疫球蛋白,同时接种乙型肝炎疫苗,并在 1 月龄和 6 月龄时分别接种第 2 针和第 3 针乙型肝炎疫苗。

三、孕期患流感怎么办

流感为呼吸系统传染病,不同于普通感冒,流感起病急,主要表现为发热,有时可有高热,常伴有流鼻涕、咳嗽、咽喉疼痛、头痛、全身肌肉疼痛、厌食、疲倦和头晕等。

如果孕妇在流感季节(11月—次年4月)出现典型症状,应立即考虑流感并及时处理。流感疫苗是预防流感和减轻病情的重要手段,但流感疫苗并非100%有效。美国妇产科医师学会(ACOG)和母胎医学会(SMFM)根据病情严重程度将流感孕妇分为高危、中危和低危。

有以下症状属于高危:①呼吸困难或呼吸短促;②除咳嗽,有新发的胸部疼痛或压迫感;③喝水困难;④脱水迹象,如站立时头晕;⑤比平时反应迟钝或谈话时困惑不解;⑥流感症状改善后再次出现或恶化。此类患者应立即住院,必要时ICU治疗。

中危流感孕妇是在排除高危因素的前提下,合并慢性疾病(如哮喘或艾滋病)和产科并发症(如早产),且不能自理或随访。此类患者应尽快在门急诊评估呼吸系统并发症,进行隔离和抗病毒治疗,必要时住院治疗。

低危流感孕妇即无上述中、高危症状,可给予抗病毒治疗,尽量减少病毒的传播。

对疑似或确诊流感的患者,应尽早开始抗病毒药物治疗。抗病毒药物首选奥司他韦,其次可选用扎那米韦或帕拉米韦。与流感患者密切接触的孕妇及分娩后2周内的产妇,也应预防性使用抗病毒药物。

四、孕期感染新冠肺炎怎么办

新冠肺炎自发生以来迅速蔓延,目前并没有证据表明孕妇比普通人群更易受感染。感染新冠肺炎最常见的症状是发热、咳嗽、乏力或肌肉痛、多痰和头痛,但对于妊娠的影响目前并不清楚。孕妇感染病毒性肺炎与胎膜早破、早产、死胎、胎儿生长受限和新生儿死亡等不良结局有关。患有肺炎的孕妇与正常孕妇相比,发生低出生体重儿、早产、胎儿生长受限的风险增加。因此建议育龄期女性在妊娠前完成新冠肺炎疫苗的接种。

新冠肺炎感染常伴有发热症状,而孕期发热,尤其是早孕期可以导致胎儿神经管、心脏、肾脏等器官的结构畸形。妊娠期感染新冠肺炎导致的发热是否影响婴幼儿仍无定论,但既往研究显示,孕期感染性发热可增加婴幼儿多动症的发生风险,孕中、晚期感染性发热可导致婴幼儿自闭症的发生率大大增加。

新冠肺炎的重要诊断依据为胸部CT,因此对于疑似或确诊的孕产妇,应积极配合进行检查。CT检查的辐射对胎儿有影响,大剂量辐射暴露(>1Gy)对胚胎是致命的,目前尚无<50mGy的辐射剂量造成胎儿畸形、生长受限或流产的报道。根据美国放射协会和美国妇产科医师学会的数据,孕妇接受胸部CT或CT肺动脉造影时,胎儿受到的辐射剂量仅为0.01~0.66mGy。

目前感染新冠肺炎还没有特效药,典型的治疗过程包括氧疗、抗炎和抗病毒治疗。建议感染新冠肺炎的孕妇在可密切监护母婴安全,同时具备有效隔离及防护条件的定点医疗机构进行管理,根据疾病的严重程度和妊娠进展接受及时的个体化干预。由于孕妇感染新冠肺炎后可能导致胎盘炎性因子增加,且治疗期间接受抗病毒药物治疗,即使新冠肺炎感染得到控制,也应密切监测胎儿的宫内发育情况。感染新冠肺炎不是终止妊娠的指征,应根据孕妇的病情程度、孕周及胎儿发育情况,个体化选择终止妊娠的时机。在保障孕产妇安全的前提下,尽量延长孕周。终止妊娠时,尽量选择负压隔离病房或负压隔离手术室和新生儿隔离病房。目前对于感染新冠肺炎的孕妇选择阴道分娩还是剖宫产终止妊娠仍无定论,可根据产科指征决定。

(乔 宠)

第五节　妊娠期环境因素与 出生缺陷防治咨询

一、孕期不良生活习惯

(一) 孕妇及丈夫吸烟对胎儿有影响吗

吸烟现象普遍存在,殊不知,烟草烟雾中含上千种有害物质,无论孕妇本人吸烟还是丈夫吸烟,都将给孕妇和胎儿带来危害。

烟草烟雾中的有害成分,大家最为熟悉、危害也最大的有尼古丁、多环芳烃、一氧化碳等,它们可以通过孕妇的胎盘循环进入胎儿体内,对胎盘和胎儿细胞的增殖和分化产生直接影响。

吸烟可使孕妇在孕期产生焦虑情绪和产后抑郁,同时,也可影响胎儿的正常发育。吸入的烟雾可能引起母体炎症反应及胎盘病理改变,导致胎盘发育异常,增加胎盘疾病的发生率,如前置胎盘、胎盘梗死及胎盘早剥等,从怀孕初始就造成胎盘功能不全,影响胎儿宫内生长发育,还可能影响婴儿智力,尤其是语言能力的发育。

有的孕妇说:"我从不吸烟,但是老公管不住自己,总在家吸烟,这样有关系吗?"其实这就是常说的"吸二手烟",丈夫在家里吸烟,就形成了一个烟雾的环境,孕妇及胎儿相当于被动吸烟,有毒物质同样会进入孕妇体内,影响胎儿的生长发育,造成不良妊娠结局。

因此,孕期无论孕妇本人吸烟,还是丈夫吸烟,均会对孕妇和胎儿产生不利影响。为了提高下一代人口素质,降低出生缺陷,必须戒烟! 夫妻俩都得戒!

(二) 孕妇及丈夫饮酒对胎儿有影响吗

结婚喜庆,喝点儿酒;逢年过节,喝点儿酒……中国人喜欢用"喝点儿酒"的方式来庆功贺喜。问题来了,"喝点儿酒"后有的孩子能要吗？是不是"喝了点儿酒"，孩子就要打掉？大家担心的其实就是——酒精对胎儿有没有影响？

酒精可以通过胎盘屏障及胎儿的血脑屏障，对胎儿中枢神经系统有直接神经毒性作用，严重者可影响胎儿多系统、多器官的发育，抑制胎儿的成长发育，尤其对中枢神经系统的损害较为严重，破坏神经元及脑部结构，引起体质、心智或行为等问题。胎儿酒精综合征（fetal alcohol syndrome，FAS）指母亲在妊娠期间酗酒对胎儿造成的永久性出生缺陷，病情的严重程度与母亲喝酒的量、频率及时间有关。FAS 的发病率为 0.05%~0.3%。

母亲"酗酒"会导致 FAS，是不是喝少一点就没关系呢？其实，怀孕以后，酒精还是要尽量避免的，但如果只是无意间、偶尔喝了一点，大可不必过于紧张。当然，也不能掉以轻心，要坚持产前检查，监测胎儿生长发育情况。

父亲饮酒甚至醉酒、酗酒对胎儿有影响吗？酗酒产生的酒精中毒可能损伤精子，造成正常形态的精子数量下降，精子畸形率增高。所以，在家庭计划要孩子之后，爸爸也要戒酒哦！

（三）孕妇吸毒对胎儿有影响吗

近 30 年来，毒品泛滥成为世界性问题。毒品不仅给吸毒者本人带来身体上的痛苦，更给家庭和社会带来难以承受之痛。孕妇吸毒，更会殃及胎儿，严重威胁母儿健康。

毒品种类繁多，传统的有鸦片类、大麻类、可卡类，新型毒品有冰毒、K 粉等，无论哪种毒品，对孕妇和胎儿的影响都极大。

孕妇吸毒除了引起自身的各种疾病外，毒品可直接破坏胎盘组织，影响胎儿血液供应，引起流产、早产、胎儿生长受限，甚至胎死宫内。胎儿在母亲体内就开始被动吸毒，进入胎儿体内的毒品还会透过血脑屏障直接影响胎儿中枢神经系统的正常发育，胎儿会在妈妈肚子里就"上瘾"，等到出生后，也只能靠母亲的"毒奶"来维持，不然就会有严重的戒断反应，有时情绪激昂、兴奋，歇斯底里地尖声哭泣，有时像犯困般哈欠不断，身体也同样"亢奋"，吮吸动作一刻不停，呼吸急促、四肢不时颤动、间歇性抽搐……此外，吸毒妇女常患多种传染性疾病,胎儿极易在子宫内受到感染,更增加了早产、死胎的风险。

所以,孕妇吸毒,不仅给自己,更给胎儿带来无尽的害处。珍爱生命,爱护下一代,请远离毒品!

(四) 孕妇可以泡澡吗

泡澡是把身体浸泡于水中的一种洗澡方式。一天忙碌下来,泡个澡,能让身心放松,洗净一天的疲惫。孕妇可不可以也享受享受呢?

可以泡,但要注意方式方法!

1. 注意泡澡的水温 在前文曾提到,高温会影响胚胎的神经系统发育,尤其在妊娠第 10~14 周,正是胎儿中枢神经系统发育的黄金时期,更易受高温影响。泡澡时整个肚子都泡在热水中,水温越高,泡的时间越长,胎儿受损害的程度越严重。研究显示,37~39℃的水温,对皮肤的刺激较少,此时副交感神经会发挥使身心放松的作用。如果水温超过 40℃,温度对身体的刺激加强,交感神经便会发挥作用,反而使身心进入兴奋状态。

2. 注意泡澡的环境 应保持浴室空气流通,否则会造成孕妇及胎儿缺氧。

3. 注意泡澡水的卫生 尤其不要去公共浴室泡澡,以防将细菌带入阴道,造成生殖道感染。

所以,孕妇采取淋浴的方式比较安全。如果想泡澡解乏,建议在家里,在家人陪伴下泡澡。水温控制在 39℃以下,并尽量避免在浴缸内长时间浸泡腹部,泡澡时间不宜超过 20 分钟。并且,泡澡时要自数胎动,如果出现胎动突然增快或减慢,或有头晕、阴道出血等情况,一定要引起注意,立刻停止。大多数情况下,偶尔泡澡不会对孕妇和胎儿造成不良影响,准妈妈们可以放心。

(五) 孕妇能使用电热毯吗

到了冬天,天气变冷,北方家庭都用上了暖气,而南方没有暖气,尽管有空调,有热水袋,还是有很多人喜欢在床上铺电热毯。电热毯打开,整个被窝都暖和了,自然是舒服,但孕妇要慎用。

胎儿对温度非常敏感,尤其在怀孕早期。如果怀孕早期经常使用电热毯,尤其在睡觉期间不关电源,高温持续存在,孕妇的体温将维持在较高水平,胎儿的大脑和神经组织最容易受到影响。此外,还会增加流产的危险。

因此,孕妇最好不用电热毯。如果确实怕冷需要使用电热毯,必须选择质量有保障的产品,防止发生漏电等意外。比较安全的做法是,睡觉之前打开预热,等被窝暖和了,睡觉前将电源关掉。

(六)孕妇能使用电脑吗

现代社会随着科技水平的迅速发展,"信息爆炸"时代来临,手机、电脑等高科技电子产品也在蓬勃发展,并且作为网络时代主要的信息传递工具,人们的工作、学习、生活、娱乐越来越离不开电脑,孕妇也一样。大家最关心的问题就是电脑对人体有伤害吗?孕妇可以使用电脑吗?

事实上,只要是带电体,都存在一定量的电磁辐射。电磁辐射对人体的影响与辐射量密切相关。经过科学测试发现,电脑辐射所产生的能量主要是来自电脑的后部,尤其是一体机和台式机,其次才是电脑的两侧,最末位的是显示屏。所以,孕妇使用电脑时应尽量避免坐在台式机或一体机的后方,尽可能与其他电脑的两侧和后部保持1.2m以上距离,以尽可能减少电磁辐射。

此外,孕妇使用电脑还应该注意时间,不要长时间坐在电脑前。长时间使用电脑会伤害眼睛,对视网膜造成损伤,更重要的是,长时间坐在电脑前,不运动,会增加孕妇下肢血栓形成的风险。

当今社会,怀孕后完全不用电脑是不现实的,但要科学使用电脑,并注意劳逸结合,将更有利于妈妈和宝宝的健康。

(七)孕妇能化妆吗

女人天生爱美,平时上班,出席一些重要场合,都会画个美美的妆,充满自信,甚至有些习惯了出门化妆的女性,觉得不化妆就出不了门。可是一旦怀孕,她们就会犯难了——还能不能继续化妆呢?

1. 能不能化妆 怀孕是一个生理过程,不应该阻挡女性对美的追求。对这个问题,答案是肯定的,可以化妆!

2. 孕期化妆怎么化,要注意哪些事情 ①对化妆品进行挑选,注意观察化妆品的成分。几乎所有的化妆品都直接涂抹于皮肤及黏膜表面,其中的化学物质等可通过皮肤及黏膜渗透入体内。所以在化妆品或护肤品的选择上,应尽量选择植物型、温和型,最好是无添加的。②孕期化妆最好着淡妆,不要化大浓妆,并尽量减少化妆次数。孕期如果化妆,卸妆时务必要彻底,以防色素沉着。③最好选择一些自己之前用过的品牌或产品,避免化妆或护肤时对新产品产生过敏反应。④口红的成分比较复杂,并且口红非常容易在喝水、进食或说话时,随着唾液进入体内,影响胎儿的生长发育,所以如果确实需要涂抹口红,应在喝水或进食时尽可能擦干净,以免有害物质进入母体。

3. 什么情况下不能化妆 如果去医院做产检,不建议化妆,尤其是不要涂抹口红,因为"美艳红唇"很可能会掩盖贫血的外在表现,影响医生对病情的判断。

(八) 孕妇经常生气对胎儿有影响吗

日常生活中遇到不顺心的事情,"生气""发火"在所难免。有些女性怀孕以后,变得情绪不稳定、易怒,严重的甚至会出现情绪不能自控,这是怎么回事?对宝宝有影响吗?

怀孕以后,女性体内会发生内分泌的变化,雌激素和孕激素水平升高,睾酮水平下降,可能导致孕妇的性格发生一定转变,最常表现为情绪不佳、易怒。另外,一些女性对怀孕这件事情过度紧张、害怕,也可能表现为情绪的不稳定,如易怒、低落等。那么,孕妇经常生气、情绪不佳会给宝宝带来哪些风险呢?

一般来说,生气不会导致孩子畸形。但也有临床调查发现,妊娠早期(孕 4~10 周)如果孕妇情绪过度不安,精神过度紧张,可能导致胎儿口唇畸变,出现腭裂或唇裂,因为胎儿腭部发育恰好在这个时期。

人在情绪激动的时候,血压会升高,心率会加快,这个过程可能影响胎盘循环,影响胎儿血液供应,在孕早期可能出现先兆流产症状,长期下去可能影响胎儿宫内发育。另外,生气时情绪激动,可能会大吼大叫,这就可能导致腹压增高,进而对胎儿身体产生一定影响,诱发胎儿缺氧,甚至造成胎儿宫内窒息、死亡。临床工作中,曾经有这样一个病例,一个足月的孕妇,因为与别人吵架,导致急性胎盘早剥,危及胎儿生命。

生气这件事,往往是"伤人一千,自损八百",不良的情绪一般会持续一段时间。所以,为了孕育一个聪明、健康、活泼的孩子,各位准妈妈在怀孕过程中要学会自我心理调节,通过听轻快、柔和、平缓的音乐,到公园散步,找爱人或好朋友聊天等,控制和缓解不良情绪,保持良好心态,避免过大的情绪波动。

二、孕期营养与出生缺陷

(一)孕妇挑食会影响胎儿生长发育吗

生活中,很多女性在怀孕后"吃东西"跟以往大不一样了,平常爱吃的食物在怀孕后碰也不想碰,以前不喜欢的食物却会甘之如饴。这些现象都不奇怪,有调查显示,30% 以上的孕妇饮食习惯和孕前、产后是完全不同的。为什么会这样呢? 孕妇为什么会挑食?

怀孕后,孕妇体内会分泌一种"人绒毛膜促性腺激素"物质,这种物质有抑制胃酸分泌的作用,使孕妇胃酸分泌量显著减少、各种消化酶的活性大大降低;同时,由于孕期雌、孕激素的升高,胃肠道蠕动能力减低。所以,孕妇的消化能力会减低,常出现恶心、呕吐和食欲不振等症状。这一阶段,孕妇常常会比较挑食,会表现出对酸、辛辣、刺激性食物的兴趣,有的孕妇食欲较差,进食很少。一般来说,妊娠3 个月后,早孕反应会慢慢自然消退,孕妇的食欲会逐渐恢复正常。

这里大家要注意,如果出现持续呕吐不能进食,同时伴有体重明显减轻,就不是简单的早孕反应了,应及时到医疗机构进行专业咨询和检查,确定有无妊娠剧吐,有没有因为"吐"而导致的其他脏器损伤。

孕妇在孕期需要各种营养素,挑食会造成某种营养素或微量元素的缺乏。如果只是短时间的"缺",一般影响不大。如果是长时间饮食习惯不合理造成的"缺",会导致营养结构不均衡,对胎儿的生长发育造成一定的影响。

(二)妊娠期营养管理

怀孕是女性的一件大事,是女性生命过程中的特殊时期。无论营养缺乏还是过剩,都将对母亲和胎儿健康造成威胁。孕妇在整个孕期要科学控制饮食,将体重增长控制在合理范围内,才有利于母亲及胎儿的健康。

根据 WHO 的 BMI 分类标准,对不同孕前 BMI 值的单胎孕妇,推荐的体质量增长目标也不同:

- 低体质量孕妇(BMI < 18.5kg/m²):12.5~18kg;
- 正常体质量孕妇(18.5 ≤ BMI ≤ 24.9kg/m²):11.5~16kg;
- 超重孕妇(25 ≤ BMI ≤ 29.9kg/m²):6.8~11.5kg;
- 肥胖孕妇(BMI ≥ 30kg/m²):5~9kg。

孕期营养的关键是均衡,包括膳食均衡和营养均衡。所谓膳食均衡,是指膳食所提供的热能和营养素与人体的营养需求基本一致。营养均衡指所需求的食物种类和每种营养素的数量两个方面的均衡。

人体摄入的营养素包括蛋白质、脂肪、碳水化合物、维生素、矿物质、水及纤维素七大类。其中,蛋白质、脂肪、碳水化合物是主要供能物质。碳水化合物供能占 55%~65%,蛋白质占 20%~30%,脂肪占20%~30%。

不同孕期对营养的需求有所不同。孕早期,孕妇摄入的能量需求与孕前基本相同,每日 30~35kcal/kg;孕中晚期,每天需要额外增加 200kcal 热量;孕晚期,要适当限制碳水化合物及脂肪的摄入,避免造成孕妇过重或胎儿过大。

总之,孕妈应进行科学均衡的营养管理,并合理补充机体所缺少的微量营养素,保证母亲健康,从而保证胎儿器官的分化与成熟,降低胎儿疾病的发生及新生儿死亡率。科学有效地进行孕期营养管理非常重要。

三、妊娠期影像学诊断技术

(一)什么是妊娠期辐射暴露,危害大吗

听到"辐射"二字,很多人都躲得远远的,准妈妈们更是如此。

妊娠期辐射暴露,指在怀孕期间暴露于辐射,有没有危害,危害有多大,会产生怎样的后果,不能一概而论,需要具体情况具体分析。

从医学的角度来说,医源性辐射主要指能对人体组织产生影响的电离辐射,包括 X 线、同位素和放射治疗三大类。其中,准妈妈们常遇到的,令大家感到纠结的一般都是诊断性辐射暴露。

有些准妈妈在不知道自己怀孕的时候进行了胸部 X 线、CT 等检查,也有一些是在怀孕之后,因为身体出了问题,医生要求做相关检查。其实,大部分诊断性辐射都是安全的,不需要太担心。

第一,妊娠期辐射暴露的潜在危险主要是胚胎死亡、胎儿生长受限、小头畸形、肿瘤以及远期智力障碍等,但导致妊娠不良结局的风险和程度取决于暴露剂量,50mGy 以上剂量的 X 线可以导致胚胎流产。

第二,谈及辐射对胚胎的影响还有一个很重要的因素是孕周。不同孕周的胚胎对辐射的敏感性不一样。比如,在受孕的前 2 周,早期胚胎对 X 线的致畸性不敏感,但对射线的致死性很敏感。这也就是"全或无"的概念——要么没有影响,要么导致胚胎死亡。妊娠 3~8 周,是胚胎早期发育的时期,X 射线对胚胎的影响也比较小,除非射线剂量在 200mGy 以上,否则很少引起胚胎畸形、流产或胎儿宫内发育迟缓。妊娠 8~15 周,胚胎或者说胎儿的神经系统对辐射效应非常敏感。当然,这时候影响胚胎发育的阈剂量也非常高。如果 X 线剂量在 300mGy 及以上,可能会影响出生后的智力发育。诊断性医疗措施辐射很少达到这个剂量,所以不用过于担心。

第三,要关注射线照射的部位。四肢骨骼的 X 线片、肺部 X 线片或 CT,用铅衣保护好腹部,可以最大限度地减少射线对胎儿的影响。相对而言,盆腔的 X 线片或 CT 对胎儿的辐射暴露剂量会大一些。

因此,大家不必谈到辐射就害怕,要理性分析。当然,在怀孕过程中,还是应尽量不接触辐射,必须做的检查应做好必要的防护,最大限度地保护好腹中的小宝宝。

(二) 超声对胎儿有影响吗

超声检查在产科的地位是任何其他检查都不可撼动的,从确诊妊娠，到筛查胎儿结构，再到评估胎儿生长发育、检查羊水、胎盘、多普勒血流，都离不开 B 超。B 超检查无辐射，目前尚无研究证实诊断性产前超声检查对胚胎、胎儿有不良影响。

(三) 磁共振对胎儿有影响吗

受孕周较大、羊水较少、胎头位置较低、孕妇腹壁肥厚等因素的影响，使得胎儿颅内结构显示不清晰，仅依靠超声一种影像学评价是不完善的，有时候医生会要求准妈妈做磁共振检查。磁共振一般设置在放射科，很多人都会疑问，磁共振是什么？有辐射吗？对胎儿安全吗？

磁共振成像（MRI）是利用磁共振的原理来成像，整个过程中没有放射性辐射，对母亲及胎儿是安全的。MRI 组织分辨率高，不受含气肠管、体壁厚度、羊水量、胎儿体位及胎儿骨骼骨化与否的影响。MRI 可以用于评价胎儿正常解剖、先天性发育疾病及发育变异，还可以了解胎儿器官功能与代谢活动。

由于孕早期胎儿 MRI 检查是不必要的，所以更多关注的是 MRI 对孕中晚期胎儿的安全性。MRI 检查过程中，噪声相对较大，可能会令准妈妈不适，也可能造成胎儿在宫内躁动不安。目前的临床研究显示，3.0T 及以下场强 MRI 检查对中晚孕期胎儿是安全的，并且尚无 MRI 检查对胎儿皮肤及听力造成损伤的报道。目前，胎儿 MRI 已成为重要的产前影像检查之一，是我国出生缺陷二级防控的重要手段之一。

但是，MRI 检查的禁忌证是必须遵守。MRI 检查绝对禁忌证包括：安装心脏起搏器、铁磁性植入物如颅内动脉瘤夹、人工电子耳蜗、某些神经刺激器或电子设备等。此外，如果准妈妈有幽闭恐惧症，属于相对禁忌证，应慎重选择胎儿 MRI 检查。

(四) CT 对胎儿有影响吗

CT 大家都不陌生，其快速、方便，能解决很多临床问题。CT 在肺部病变的显示上有明显优势，能显示肺部轻微病变并准确定位。头颅、五官、腹盆部、四肢病变的显示及诊断也具有极大价值。

但是，CT 检查是有辐射的，这也是准妈妈所担心的。如果因为病情需要做 CT 检查,怎么办? 做还是不做呢?

近年来,随着影像学技术的发展、疾病诊疗需求的增加及防护措施的不断改善等,X 射线、CT、核素显像等辐射性影像学检查在妊娠期的应用有所增加。妊娠期 CT 的应用也越来越多,比如对高血压患者的头颅 CT、新冠肺炎疑似患者的胸部 CT 等。诊断性的辐射量,无论 X 线还是 CT,一般不超过 50mGy,其中常用胸部 CT 的胎儿辐射暴露剂量为 0.01~0.66mGy,从辐射量上来说,对胎儿是安全的。

所以,在妊娠期,如果需要进行必要的辐射性影像学检查,请不要紧张,医生一定会遵循"患者诊断获益大于风险"及"尽可能低剂量"这两大原则,该做的检查还是要做,既要及时作出正确的诊断,又要尽量减少对准妈妈及胎儿的影响。

(瞿 琳 赵 萌)

第六节 双胎与多胎妊娠

一、为什么双胎比单胎妊娠风险大

一次妊娠宫腔内同时有两个胎儿称为双胎妊娠。对双胎的分类有两种方法,一种是根据合子性可以分为单卵双胎和双卵双胎;另一种是根据绒毛膜性,分为单绒毛膜性双胎和双绒毛膜性双胎。胎膜分为 2 层,外面的一层叫绒毛膜,好比我们住的房子;里面的一层叫羊膜,相当于每个房间。也就是说,两个宝宝到底是各自拥有一套房子,还是各自拥有一个房间,亦或是挤在同一个房间里,对宝宝的预后影响各不相同。

若两胎儿由两个受精卵同时发育而成,称之为双卵双胎,约占双胎妊娠的 70%。两胎儿因为遗传物质不完全相同,可以拥有不同的外貌、性别、血型等表型,比如"龙凤胎"。并且,他们拥有各自独立的胎膜和胎盘,住在两套独立的"房子"里,可以互不打扰。

若两胎儿由一个受精卵分裂而成则称为单卵双胎,约占双胎的30%,因为两胎儿拥有相同的遗传物质,所以外貌、性别、血型均相同。单卵双胎根据受精卵分裂的时间不同,胎膜、胎盘的情况也不同。若受精卵分裂发生在受精后的1~3天,则会形成两个独立的胚胎、两个绒毛膜囊,胎盘为两个或一个,也就是说两个胎儿同样是住在两套独立的"房子"里。若受精卵分裂发生在受精后的4~8天,则会形成一个绒毛膜囊及一个胎盘,但仍有两个羊膜囊,就像两个胎儿虽是住在同一套"房子"里,但有两个不同的"房间"。若受精卵分裂发生在受精后的9~13天,则会形成一个羊膜囊及一个胎盘,这时两个胎儿就住在了同一个"房间"里,相对条件较差,当然其并发症也相对较多。

双胎为什么比单胎妊娠风险大呢?首先双胎妈妈孕期血容量增加明显,但血浆增加多于红细胞增加,导致血液稀释明显,加之铁和叶酸缺乏,贫血率增高,是单胎的2~3倍;将妈妈的子宫想象成一个气球,里面容纳2个宝宝,宫腔内压力会明显增加,加之双胎胎位异常、胎膜受力不均等原因,双胎胎膜早破的风险会明显增加;双胎胎盘面积及质量比较大,因为胎盘血管形成不良或子宫压力太大造成胎盘缺血,会导致胎盘向母体释放更多炎症因子,进而增加母体妊娠期高血压的发生风险;此外,子宫在孕期过度膨胀,宝宝娩出后,子宫肌纤维因为过度伸展收缩力明显下降,胎盘剥离的创面不能迅速有效收缩止血,容易导致产后出血。

因为母体及胎儿因素,双胎早产率也较高,早产儿各个器官发育不成熟,相对并发症也增多。单卵双胎,因为两个宝宝共用一个胎盘,胎盘之间存在血管吻合,所以会导致一些特殊并发症;如果两个胎儿住同一个房间,也就是单绒毛膜单羊膜囊双胎,在胎动过程中,脐带缠绕、打结风险较高,胎儿宫内缺氧,甚至胎死宫内的风险也会增加。此外,双胎中畸形的发生率也较高,双卵双胎畸形发生率与单胎相似,而单卵双胎中胎儿畸形的发生率增加2~3倍,最常见的畸形为心血管畸形,其次是神经系统畸形,可能与孕妇高龄、辅助生殖技术的应用相关。单卵双胎中,如果早期受精卵分裂的时间过晚,两个胎儿肢体不能完全分离,就会出现比较罕见的畸形,如联体双胎等。因此,双胎妊娠孕期需要更加严密的监护和管理。

二、什么是复杂性双胎

复杂性双胎指双胎的胚胎分化、胎儿发育间的互相影响、出现双胎之一死胎、畸形、双胎发育不一致等复杂性情况。双绒毛膜性双胎常见的有双胎生长不一致、一胎结构异常、一胎胎死宫内;单绒毛膜性双胎由于两个胎儿共用一个胎盘,胎盘之间存在吻合血管,故可出现较多的特殊并发症,如双胎输血综合征(twin-to-twin transfusion syndrome,TTTS)、选择性胎儿宫内生长受限(selective intrauterine growth restriction,sFGR)、双胎反向动脉灌注序列(twin reversed arterial perfusion sequence,TRAPS)、双胎贫血-多血序列征(twin anemia polycythemia sequence,TAPS)、联体双胎等。复杂性双胎妊娠的妊娠结局较差,需要严密的观察并及时治疗。

三、双胎输血综合征

双胎输血综合征(TTTS)是单绒毛膜性双胎特有的并发症,因为两个胎儿共用一个胎盘,并且胎盘间存在吻合血管,包括动脉-动脉吻合支(A-A)、静脉-静脉吻合支(V-V)、动脉-静脉吻合支(A-V)3种,其中A-A/V-V血流是双向流动的,而A-V仅允许血液从动脉向静脉单向流动,正常情况下两胎儿通过3种吻合支保持血流的动态平衡。

但是,如果两胎儿间血管吻合支数目及分布异常,进而造成两胎儿间血流灌注失衡则会发生TTTS,其中罪魁祸首就是A-V,血液会通过A-V从动脉向静脉单向分流,使一个胎儿成为供血儿,另一个胎儿成为受血儿,这样持续的"输血"状态,造成供血儿血容量逐渐减少,营养供给减少,出现贫血、生长受限、少尿及羊水过少,甚至胎死宫内;受血儿血容量逐渐增加,营养过剩,出现多尿、羊水过多、水肿甚至心脏衰竭的表现。

TTTS 的诊断标准：单绒毛膜性双胎，胎羊水池最大深入于 8cm(20 周后大于 10cm)，且另一胎小于 2cm 即可诊断。

一旦诊断 TTTS，应密切监护胎儿情况，每周动态随访 B 超，包括两胎儿生长发育情况、羊水量变化、脐血流及胎儿大脑中动脉血流情况。通常Ⅰ期患者病情稳定可观察治疗；针对Ⅱ～Ⅳ期患者，可行手术治疗，目前胎儿镜激光手术是 TTTS 的首选治疗方案，其他治疗手段还包括羊水减量术和选择性减胎术等。胎儿镜激光治疗通常选择在 16~26 孕周进行，使用激光凝固胎盘血管交通支，从根源上中断 TTTS 的病理过程。若孕周较晚，则错失胎儿镜手术机会。羊水量进行性增多的Ⅰ型 TTTS 可行羊水减量术，但仅可降低宫腔压力，对改善胎盘循环及延长孕周有一定作用，但对胎儿心血管系统及神经系统预后并无改善，且反复羊膜腔穿刺可增加宫内感染、胎膜早破的风险。目前从伦理上来讲，选择性减胎并不作为 TTTS 的一线治疗方案，除非合并一胎严重畸形、濒临死亡状态或出生后生存率低，或者双胎之一提示神经损伤，特殊原因无法行胎儿镜手术治疗或手术失败等情况，权衡利弊并充分告知后，可考虑行选择性减胎术。

建议接受胎儿镜治疗且有效，并且无其他并发症的 TTTS 孕妇可于 34~36^{+6} 周终止妊娠；未接受宫内治疗孕妇，可在促胎肺成熟后，根据胎儿病情积极终止妊娠。

四、选择性胎儿宫内生长受限

单绒毛膜性双胎两个胎儿拥有同一个胎盘，且存在血管吻合支。如果两个胎儿"实力"相当，则大家相安无事，但是如果两个胎儿"实力"相差悬殊，一个占领了比较大的胎盘，可以吸收较多的养分，茁壮成长；而另一个则势单力薄，长此以往营养不良导致生长受限。两胎儿生长不一致，其中一个胎儿估计体重小于相应孕周胎儿体重的第十百分位数，且两胎儿估计体重差异大于 25%，即可诊断为选择性胎儿生长受限。

两胎儿虽然有斗争，但毕竟血脉相连，胎盘间存在吻合血管，大胎儿偶尔会通过吻合血管给小胎儿输送血液,对其有一定的保护作用。若小胎儿生长受限较严重,有发生宫内死亡的危险,而此时大胎儿为了救小胎儿,会向小胎儿大量输血,大胎儿失血过多也有发生宫内死亡的可能,且即使大胎儿存活,因为一过性大量失血,也可能发生大脑神经系统缺血缺氧性损伤。

所以,单绒毛膜双胎需要更密切的监测,建议转诊至有经验的产前诊断中心或胎儿医学中心接受专业的评估及咨询。单绒毛膜双胎自妊娠 16 周起,每 2 周应做一次超声检查,其中胎儿脐动脉多普勒血流评估对选择性胎儿宫内生长受限尤为重要,脐带动脉血流缺失或倒置是胎儿预后不良的典型指征。

若胎儿脐血流正常,一般预后较好,可在严密监护下妊娠至 35 周。若小胎儿脐血流出现异常,有胎死宫内的可能,此时根据孕妇及家属意愿可进行宫内治疗。治疗的主要手段是选择性减胎术,临床上采用脐带双极电凝或经胎儿腹部脐血管射频消融术以及脐带结扎术,目的是防止小胎儿宫内死亡时大胎儿向小胎儿输血,该手术牺牲了小胎儿,从而保证大胎儿的安全。但可怜天下父母心,放弃总是艰难的抉择,若孕妇及家属不愿放弃小胎儿,要求期待治疗,则应严密监护,告知风险,适当延长孕周,一般不超过 32 周分娩。

五、双胎之一胎死宫内

双胎之一胎死宫内(single intrauterine fetal death, sIUFD)主要依靠超声诊断,一般若孕早期双胎之一停止发育,称为"双胎之一消失综合征",其发生率高达 10.4%~29%。前期超声检查提示宫内为双胎活胎,12~14 周后超声检查提示一胎胎心搏动消失,则可诊断 sIUFD,其发生率为 0.5%~6.8%。双胎的绒毛膜性及羊膜性在 sIUFD 的发生原因以及存活胎儿的预后方面至关重要。

引起 sIUFD 的原因很多,主要包括胎儿因素、母体因素、胎盘和脐带因素等。胎儿因素主要包括胎儿结构畸形及胎儿染色体异常,是双绒毛膜性双胎 sIUFD 最常见的病因,发生率达 27.2%,在 sIUFD 中,胎儿结构异常发生率高达 12.5%~15%。母体疾病如免疫系统疾病、妊娠期高血压等也可导致 sIUFD 的发生。胎盘和脐带因素：前文提到，单绒毛膜双胎由于其胎盘的特殊性，两个胎儿共用一个胎盘，胎盘之间存在吻合血管，且两胎儿分到的胎盘份额大小可能不均衡，故可出现较多的特殊并发症，如双胎输血综合征、选择性胎儿宫内生长受限、双胎反向动脉灌注序列、双胎贫血 - 多血序列征等，这些均可导致 sIUFD。单绒毛膜单羊膜囊双胎中，脐带缠绕、打结可导致胎儿血供受阻而发生胎死宫内。

如果发生了 sIUFD，对存活胎儿会有什么影响呢？首先，sIUFD 发生的孕周是影响存活胎儿预后的关键因素，多数研究认为 sIUFD 发生在孕早期影响不大，而中晚期发生 sIUFD 对存活胎儿的影响相对增加，尤其是神经损伤。其次是绒毛膜性，一般双绒毛膜性双胎由于胎盘之间无吻合血管，发生 sIUFD 对存活胎儿的影响不大；而单绒毛膜双胎共用一个胎盘，且胎盘之间存在吻合血管，发生 sIUFD 的瞬间，死亡胎儿的血压骤降，存活胎儿可向死胎急性宫内输血，引起急性循环血量减少，从而导致存活胎儿各脏器的缺血性损伤甚至死亡，尤其是神经系统损伤。所以，单绒毛膜双胎一旦发生 sIUFD，需对存活胎儿进行全面评估，包括胎儿生长情况、羊水量以及多普勒血流，其中监测大脑中动脉最大收缩期流速峰值（MCA-PSV）可帮助评估胎儿是否伴发严重的贫血，如果存在严重贫血，可通过宫内输血治疗纠正贫血，延长孕周，改善预后。结合超声及 MRI 检查可进一步评估胎儿脑损伤情况，若影像学检查提示存活胎儿存在颅脑损伤，需与孕妇及家属详细讨论胎儿预后。

sIUFD 若发生在孕早期，严密监测下可至足月分娩，双绒毛膜性双胎发生 sIUFD，若不合并其他并发症，也可监测至足月。单绒毛膜性双胎发生 sIUFD，虽然存活胎儿存在神经损伤甚至胎死宫内的风险，但也有研究认为，该损伤是在一胎儿死亡时存活胎儿瞬间急性失血所致，因此即使立即分娩也不能改变存活胎儿的神经系统损伤，反而增加早产的风险。而孕中晚期发生 sIUFD，无论是单绒毛膜性双胎还是双绒毛膜性双胎，均会增加早产风险，所以孕 32 周前使用硫酸镁保护胎儿脑神经，孕 34 周前使用糖皮质激素促胎肺成熟或许可以改善胎儿预后。比较特殊的是单绒毛膜单羊膜囊双胎 sIUFD，即使一胎儿已经死亡，存活胎儿后续脐带缠绕的风险并没有解除，所以，存活胎儿发生胎死宫内的风险仍然较高，其分娩孕周可结合临床情况酌情提前。

综上所述，sIUFD 是双胎妊娠较复杂的并发症之一，对存活胎儿有潜在影响，应根据双胎绒毛膜性、孕周及母体因素等，与孕妇及家属详细沟通后进行个性化处理。

六、三胎妊娠

孕育对很多家庭来说是一件幸福的事情，怀上双胞胎甚至多胞胎宝宝更被认为是难得的幸运。三胎妊娠，顾名思义就是一次妊娠宫腔里有三个胎儿，近年来随着促排卵药物的应用及辅助生殖技术的发展，多胎妊娠的发生率大大增加。中国自古就有多子多福的说法，很多孕妈妈认为十月怀胎一朝分娩三个可爱的宝宝是人生赢家，但有时候多胎妊娠并不像大家想象的那么完美，对于孕妈妈来说是一种甜蜜的负担。三胎妊娠孕期有什么注意事项，又该如何降低孕妈妈与胎儿的风险呢？

1. 确定三胎妊娠的绒毛膜性 妈妈的子宫就像一个"大房间"，每个宝宝都生活在羊水中，被羊膜囊包裹。三个宝宝是生活在一个"大房间"，还是每个人都有自己独立的"房间"，这是在多胎妊娠孕早期最需要明确的问题。妊娠 11~13^{+6} 周可以通过 B 超确定绒毛膜性，三胎妊娠可分为单绒毛膜三羊膜囊三胎（michorionic-triamniotric，MCTA）、双绒毛膜三羊膜囊三胎（dichorionic-triamniotic，DCTA）、三绒毛膜三羊膜囊三胎（trichorionic-triamniotric，TCTA）。

孕早期识别绒毛膜性有利于加强孕期管理，DCTA 较 MCTA 及 TCTA 孕期风险增加，其妊娠期并发症如双胎输血综合征（TTTS）、选择性宫内生长受限（sIUGR）等，会影响胎儿生长发育，严重者甚至引起胎死宫内，孕期需要加强超声监测及增加产检次数。

2. 甜蜜的负担 对母体而言，三胎妊娠是高危妊娠，孕妈妈妊娠期风险增加，包括妊娠期糖尿病、妊娠期高血压甚至子痫前期、妊娠期贫血、剖宫产风险、产后出血、产后抑郁症等,还会增加早产甚至流产的概率,有研究显示三胎妊娠孕 32 周前早产的发生率高达 41%。

对胎儿而言,三胎妊娠的围产儿死亡率比单胎妊娠增高 6 倍,并且多胎妊娠胎儿早产、低体重儿、极低体重儿、脑瘫、学习障碍、语言发展缓慢、行为困难、慢性肺病、发育迟缓和死亡的风险增加。

3. 艰难的抉择 坚持还是减胎? 因为三胎妊娠风险较高,减胎可作为一种提高胎儿存活率及减少母体孕期负担的一种方法。减胎方法的选择主要依据绒毛膜性。孕中期减胎方法包括氯化钾减胎术及射频消融减胎术。

(1)氯化钾减胎术:适用于孕中期非单绒毛膜的减胎。腹部超声监测胎儿位置及其相互关系,选择拟穿刺的胎儿,采用穿刺针在穿刺探头引导下,沿穿刺引导线刺入胎儿心脏,注射氯化钾进行减胎。

(2)射频消融减胎术:适用于孕 15 周以上的含单绒毛膜双胎的多胎妊娠。由于单绒毛膜多胎血管吻合支的广泛存在,毒性物质可通过胎盘血管影响正常胎儿,故传统氯化钾注射法不适用。射频消融术通过高频电流凝固或闭塞脐带血流进行减胎。

(王彦林)

第七节 产前超声软指标及微小异常

一、产前超声检查时机、超声特征、准确性

众所周知,产前畸形筛查主要依靠超声检查,检查的时机非常重要,可谓"机不可失、时不再来"。下面就产前超声检查时机、超声特征、准确性做一个详细的介绍,准妈妈们一定要提早做好计划,到医院提前预约。

1. 孕早期检查　检查时间为停经 6~10 周,即月经过期 2~6 周。目的是明确怀孕、判断孕周、排除异常妊娠如宫外孕等。如果是多胎,则需要判断绒毛膜性及羊膜性。

2. 颈项透明层(nuchal translucency,NT)检查　检查时间为停经 $11{\sim}13^{+6}$ 周,目的是确定孕龄、多胎绒毛膜性及羊膜性的判断、测量胎儿颈部透明层厚度,评估胎儿染色体异常风险,了解胎儿有无严重的结构畸形。

3. 胎儿系统超声检查　胎儿系统超声检查有人称为"大排畸"检查。此项检查需要按照产前超声技术规范,用不同的切面尽可能多地观察胎儿各系统不同的结构,检查时间较长,平均检查 20~30 分钟,如果宝宝在妈妈肚子里的姿势不便于观察,需要的时间可能会更长。所以,提醒准妈妈们一定要提前做好安排,留出充裕的检查时间。

该项检查的最佳时间为妊娠 20~24 周,可以排查胎儿有无结构畸形,此期检查条件最好,能够发现大部分产前可诊断的先天异常,过了这个时间段,检查困难将大大增加。

4. 孕晚期超声检查　检查时间为妊娠 28~32 周,此期检查也可称为"畸形补漏"检查,可以检查出部分孕晚期发生的或进展性的畸形,如十二指肠闭锁特征性的超声征象"双泡征",这种畸形在系统超声检查时还没有表现出来,到了妊娠中晚期以后才逐渐表现得明显起来,从而能被 B 超发现。

所有来做产前 B 超的准妈妈们,都期望医生能"仔仔细细看",恨不得能把孩子的每个器官都看得清清楚楚,能够发现每一个异常。这种心情完全能够理解,然而遗憾的是,超声本身的局限性决定了它并不能检查出所有的结构异常,严重的畸形产前超声能诊断出 50%~70%,不同畸形的诊断率也有极大的不同,比如单纯腭裂,全球范围内产前超声检出率仅 0~1.4%。另外,超声检查受各种因素影响,包括孕周、孕妇腹壁脂肪厚度、腹壁水肿、腹壁瘢痕、胎儿体位、胎儿活动、羊水量等,一些器官或部位可能无法显示或显示不清,从而影响对胎儿异常的判断,有时需要反复检查。所以,当医生建议您来复查的时候,一定要遵医嘱复查!

二、什么是超声软指标

超声软指标指产前超声检查发现的一些微小的、常常是一过性的异常,这些异常不同于胎儿结构畸形,其本身对胎儿没有太大影响,但有这些超声表现的胎儿,染色体非整倍体的风险增加,所以称为"超声软指标"。

孕早期超声软指标异常有:颈项透明层(NT)增厚、颈部水囊瘤、鼻骨缺失、三尖瓣反流、静脉导管(DV)频谱异常。

孕中期超声软指标异常有:胎儿颈后皮肤(NF)增厚、鼻骨缺失、肠管强回声、心内强光点、侧脑室增宽、肾盂分离、肱骨、股骨短小、脉络丛囊肿、颈部水囊瘤、迷走右锁骨下动脉、永存左上腔、单脐动脉等。

三、为什么要做 NT 检查

颈项透明层(NT)指妊娠早期胎儿颈背部皮下的液体积聚。大量研究证实,NT 增厚与胎儿染色体非整倍体畸形有关,主要为 21-三体综合征。

NT 值多少为正常呢? 其实 NT 没有一个固定的标准值,NT 平均值在不同孕周是不同的,并且该值会随孕周的增大而上升。当评估 NT 数值时,必须知道准确的孕周。比如 NT 值为 2.5mm,如果孕周为 13 周 6 天,此 NT 值是正常的;但如果孕周为 12 周,此 NT 值为增厚;如果孕周为 11 周,此 NT 值明显增厚。

NT 增厚代表宝宝就有异常吗? 当超声诊断宝宝 NT 增厚时应该怎么办呢? 若超声检查发现 NT 增厚,医生会仔细观察有没有其他提示染色体异常的表现,有没有其他的结构畸形。同时,再结合其他血清学筛查结果,探讨下一步的处理方案,确定是进行无创 DNA检测,还是进行有创的产前诊断,如绒毛活检、羊水穿刺等。NT 增厚并不代表宝宝异常,这只是一个信号,提醒大家需要做进一步的检查明确宝宝是否存在染色体异常。

四、鼻骨缺失

很多准妈妈听到"鼻骨缺失",都会"心头一惊",难道宝宝"没有鼻梁骨"吗？还是"没有鼻子"？

超声检查时，在面部正中矢状切面上，当鼻骨比其表面的皮肤回声强时，认为鼻骨存在；当鼻骨不可见或其回声等于或低于皮肤，则认为鼻骨缺失。所以，超声鼻骨缺失并不是真正的鼻骨缺失，更不是说宝宝鼻子异常，只是因为鼻骨未钙化或钙化程度较低，导致超声不能显示或表现为回声细淡，鼻骨缺失（未显示）不是结构畸形。就好像"隐形飞机"并不是真的不见了，而是雷达测不到而已。

那么，为什么要观察胎儿鼻骨呢？鼻骨缺失有什么意义呢？

鼻骨缺失在孕早期超声筛查中是非常重要的一项与 21- 三体综合征相关的软指标。当孕早期超声筛查发现鼻骨缺失时，需要通过进一步检查，如羊水穿刺排除 21- 三体综合征。

有人会想，会不会是因为我检查的时候，宝宝鼻骨钙化程度还不充分，或许过一两周就会好一些了，下次来复查一下不就行了吗？

虽然从数据上看，随着孕周的增大，鼻骨显示率增加，然而孕早期过一两周复查从"未见"转为"见"的概率极低。如果大家总抱着"等等看"的想法不断复查 B 超而不去做进一步的染色体检查，或等到孕中期复查再处理，就失去了早筛查早诊断的意义。当然，如果 21- 三体综合征已经被排除，那鼻骨缺失只是一个正常变异，更无需针对鼻骨进行复查。

五、静脉导管异常波形

静脉导管（ductus venosus，DV）是胎儿时期特有的血管，DV 波形异常主要表现为 a 波消失或反向。

1. DV 波形异常的临床意义 DV 波形异常表示染色体异常风险增高，如 21- 三体综合征的发生率增加。此外，在 NT 及染色体均正常的胎儿中，孕早期 DV 频谱异常与胎儿不良妊娠结局相关，如先天性心脏病、胎儿宫内生长受限。

2. 超声发现 DV 异常时应该怎么办　需要与产前诊断的医生进行详细沟通交流,进行遗传学咨询,结合 NT,必要时进行产前诊断,排除胎儿染色体异常。此外,要加强监测,尤其是孕中期详细的胎儿结构超声检查及超声心动图检查。在孕中晚期如果出现 DV 异常,一定要评估胎儿心脏功能,还要注意是否存在胎儿宫内生长受限。

六、胎儿心内强回声光点

常常有准妈妈拿着超声报告问医生:"我家宝宝是不是心脏有问题啊",只见超声报告上写着"心室内强回声光点"。

心腔内强回声点是孕中期最常见的超声软指标,正常胎儿发生率为 3%~5%,90% 出现在左心室内。超声检查时,强回声光点的亮度与骨骼回声相当,大多为单一的,少数可表现为多发性。95% 的心内强回声点在晚孕期消失。

"强回声光点"到底是什么? 它与心脏的发育异常有没有关系? 心内强回声光点被认为是乳头肌和腱索的微钙化及纤维化,基于病理学和长期随访研究结果,孤立性心内强回声光点与心脏结构异常或心肌功能障碍无关,因此,心内强回声光点并不代表胎儿心脏发育异常,也不是进行胎儿心脏超声检查的指征。

那么,心内强回声光点到底有什么意义呢? 心内强回声光点可见于 3%~5% 的正常胎儿,在非整倍体染色体异常中发生率较高,达 18%~39%。目前胎儿医学界对胎儿心内强回声光点的临床意义争论较多,分歧较大,部分研究者指出心内强回声光点与 21- 三体综合征无关,还有部分研究者则认为胎儿心内强回声光点是 21- 三体综合征的软指标之一。总之,从目前的研究来看,如果在低危人群中仅有单一心内强回声光点表现,则不提倡羊膜腔穿刺行胎儿染色体检查。若同时还合并其他超声软指标异常时,发生染色体异常风险增大,有必要进行产前诊断,排除染色体异常。

七、胎儿肠管回声增强

肠管回声增强,指胎儿肠道在超声下看起来比预期的要亮,肠管回声等于或强于邻近骨骼回声,在常规孕中期超声检查中检出率为0.2%~1.4%。绝大多数肠管回声增强的都是正常健康的孩子,也有一些病理因素会导致胎儿肠管回声增强:

- 最常见于羊膜腔内早期出血,由于胎儿吞咽了含有血液的羊水,从而导致肠管内回声增强。
- 当同时发现其他超声异常时,肠管回声增强对非整倍体的预测价值有极大提高。
- 先天性感染。
- 肠管梗阻。
- 囊性纤维化,这是一种遗传性疾病,可以影响肺部和肠道,白人夫妇常见。
- 胎儿宫内生长受限相关。胎儿生长受限时供应胎儿肠道的血液可能受到影响,导致肠道在超声下看起来更"亮"一些。

当超声发现肠管回声增强,应该怎么办呢?

- 仔细回忆在孕早期有没有出血病史。
- 行血清病毒学检查,排除巨细胞病毒感染。
- 矫正 21- 三体综合征风险,如果为高风险则考虑羊水穿刺,同时行巨细胞病毒检查。
- 进行详细超声检查,观察宝宝是否还有其他超声异常,有无肠管梗阻等。
- 超声监测胎儿生长,排除胎儿宫内生长受限。
- 如为白人夫妇需考虑囊性纤维化,并进行相关检测。

八、侧脑室扩张

侧脑室扩张通常指侧脑室轻度扩张,超声图像上表现为侧脑室水平横切面上 10mm<侧脑室后角内径<15mm。脑室扩张可表现为一侧侧脑室扩张或双侧侧脑室均扩张,可以对称性扩张,也可以非对称性扩张。

侧脑室轻度扩张原因不明,大部分属于正常变异。在侧脑室内径为 10~12mm 时,90% 的胎儿出生后都是正常的。部分侧脑室增宽

与结构畸形、感染或染色体异常有关。当超声提示侧脑室增宽时,需要做的是:

- 详细超声检查,排除其他结构异常。
- 进行胎儿头颅 MRI 检查。
- 进行巨细胞病毒、弓形虫病等检测,排除感染。
- 进行产前诊断,排除染色体异常。

一般来说,孤立性侧脑室轻度扩张,大多预后良好,再发风险低。需要提醒大家注意的是,有些病例要到孕晚期才出现,还有些病例甚至在新生儿期或小儿期才出现。对于高危孕妇,不同孕周的多次超声检查是必要的。

九、颅后窝增宽

颅后窝增宽(cisterna magna)指位于小脑及延髓后方的蛛网膜下隙增大。正常<10mm,超过 10mm 者应考虑颅后窝增宽。

颅后窝增宽可见于下列异常:Dandy-Walker 畸形、永存 Blake 囊肿、小脑蚓部发育不良、单纯颅后窝池增宽、颅后窝池蛛网膜囊肿等。

不同原因造成的颅后窝增宽,结局也完全不同。比如典型 Dandy-Walker 畸形产后病死率高,存活者常在 1 岁内出现脑积水或其他神经系统症状,40%~70% 的患者出现智力和神经系统功能发育障碍。永存 Blake 囊肿、单纯颅后窝池增宽等,在排除染色体异常后,可能只是颅后窝池的一种正常变异。

当超声提示"颅后窝增宽"时,应首先观察小脑结构,尤其小脑蚓部是否存在及其完整性,然后进一步观察中脑结构及第四脑室等颅内结构,观察周围结构有无受压改变,同时观察有无其他系统畸形。

单纯颅后窝池增宽是一种排除性诊断,必须排除中枢神经系统及其他系统畸形后方可做出诊断。值得注意的是,超声检查不能可靠地排除神经元移行异常或脑沟形成异常,因此当 B 超提示"颅后窝增宽"时,应进行胎儿头颅 MRI 检查。

(姜海风)

第八节 产前超声筛查与诊断结构异常

一、脑积水——大头娃娃

脑积水指脑脊液过多蓄积于脑室系统内,致脑室系统扩张和压力升高,常压迫脑组织。发生原因是多方面的,最主要是脑脊液循环障碍所致。长期脑室内压增高,大脑组织受压,使得脑组织发生退行性变。

婴幼儿先天性脑积水的临床特征是头颅增大、颅缝增大、落日征等,形似大头娃娃。多在出生后数周头颅开始增大,一般经 3~5 个月方能逐渐发现,也有患病宝宝出生时头颅即增大。

婴幼儿由于骨缝未闭,颅内压增高时,头颅可以发生代偿性扩大,故在早期颅内压增高症状可不明显。但脑积水严重,进展较快时,可出现反复呕吐等症状。当大脑发生退行性变时,会出现四肢中枢性瘫痪,尤以下肢为重,常伴有智力改变和发育障碍。视神经若受到压迫,可致失明、眼球震颤、惊厥等。

产前超声测量双侧侧脑室后角宽度>15mm 即可诊断脑积水,但重要的是明确引起脑积水的病因及鉴别。针对不同病因导致的脑积水,预后及处理措施各不相同。

脑积水的治疗可分为非手术和手术治疗两类。一般轻度脑积水应先试用非手术治疗,以脱水疗法和全身支持疗法为主。手术治疗适用于脑室内压力较高(超过 250mmHg)或经非手术治疗失败的病例。手术方式多采用脑脊液分流术,如脑室 - 心房分流术、脑室 - 矢状窦分流术、脑室 - 腹腔分流术等,建议到专科医院就诊。

二、唇腭裂——上帝之吻

说起小兔子,很多人的第一想法是可爱,特别是吃东西的时候,一动一动的三瓣嘴,尤其灵动,可如果宝宝长了一张三瓣嘴,爸爸妈妈就该着急了。唇裂俗称"兔唇",腭裂俗称"狼咽",为口腔颌面部常见的先天性畸形。

唇裂指从上唇延伸至同侧鼻孔的先天性缺损,上颌牙槽突也常受累。腭裂指软、硬腭的先天性缺损。唇、腭裂可孤立发生,也可同时发生,可为单侧,亦可为双侧,也可为正中单一大裂口,正中裂通常与颅内畸形密切相关。

唇裂与腭裂通常认为与遗传因素和环境因素均有关系。多数唇裂患者在其直系亲属或旁系亲属中也有类似畸形发生。此外,在妊娠前三个月内,当母体的生理状态受到侵袭或干扰时,可能影响胚胎颌面部的生长发育。

唇腭裂的宝贝,上唇和/或上颚出现宽窄不一的缺损,可能仅表现为凹痕,或裂隙自上唇延伸至牙龈、上颚至鼻底等。唇腭裂不仅影响面部美观,还直接影响发育,导致炎症、喂养困难、营养不良、语言障碍、牙齿发育不良等。然而,并不是所有的唇腭裂都能在胎儿期被检出。在羊水充足、胎儿大小合适、胎位较好的情况下,也仅能检出Ⅱ度以上的唇腭裂,Ⅰ度唇腭裂难以被检出。

对于唇腭裂的治疗更是一个持久战,涉及多个学科,包括口腔颌面外科、口腔正畸科、口腔修复科、耳鼻喉科、语音病理学、儿科、心理学及社会工作等。治疗可以帮助患儿恢复生理结构,达到美观的目的,恢复其发音、听力等多方面的生理功能。

三、淋巴水囊瘤——太空衣征

孕 11~13^{+6} 周早期超声筛查中 NT 是筛查重点,NT 增厚时,内部见多发的分隔,就像太空飞行员穿的太空服一样,把宝宝包裹起来。

在孕早期,由于胎儿淋巴系统发育异常,淋巴回流障碍,会导致颈部、上肢等局部水肿,也常出现全身水肿。常见的淋巴系统缺陷有水囊状淋巴管瘤又称淋巴水囊瘤,常位于头、颈的背侧,其内部常出现由颈部结缔组织构成的分隔。淋巴水囊瘤在 11~13^{+6} 周之间可以诊断,孕妈妈们孕期一定要规律产检,尽量做到早发现、早诊断。

孕早期是 NT 检查的特殊时期,在这个时期 NT 检查才有意义。单纯的淋巴水囊瘤可能只是暂时的生理现象,合并其他异常往往提示染色体异常的风险较高,如合并鼻骨缺失、单腔心、单脐动脉等,提示可能合并 21- 三体综合征、Turner 综合征等,建议进一步进行绒毛穿刺检查,以排除染色体异常。

四、先天性心脏病——折翼的天使

先天性心脏病在胎儿期发病率居第一位,种类繁多,主要指在胚胎发育时期胎儿心脏及大血管发育异常,或在出生后本应关闭的通道仍保持开放。

妊娠第 5~8 周,是胎儿心脏发育的重要时期,一些内在或外在因素会影响胎儿心脏的正常发育。其中包括遗传因素,如单基因遗传缺陷、多基因遗传缺陷、染色体畸变等;还有来自母体及外界环境等方面的因素,如糖尿病、妊娠早期病毒感染(风疹、流行性感冒、流行性腮腺炎、柯萨奇病毒感染等)、接触物理化学等有害物质、孕期服用抗肿瘤药、抗癫痫药等。此外,孕期吸烟、饮酒、叶酸缺乏等也会影响胎儿心脏发育。

先天性心脏病种类众多,以心脏受累为主,严重情况下会累及肺脏、大脑、肢体等全身各个器官。症状也是千差万别,宝宝的典型表现为吃奶费劲,呼吸急促,口唇、甲床青紫等,此外,用听诊器听诊,可以听到明显的心脏杂音。宫内能诊断所有的先天性心脏病吗? 非常遗憾地告诉大家,不可能在产前诊断出所有的先天性心脏病宝宝。通过孕期规律产检,普通超声、大排畸、胎儿超声心动图可以检出部分先天性心脏病胎儿,但由于医疗水平参差不齐,先天性心脏病种类众多,宫内诊断困难重重,所以并非所有先天性心脏病宝宝都能在产前被检查出来。更多的是出生后进行先天性心脏病筛查或新生儿体检时发现,或是出现症状后进一步检查发现。

先天性心脏病的治疗方案取决于心脏畸形的类型。目前治疗主要是以介入、手术为主的外科治疗,同时辅以药物治疗。

五、肺囊腺瘤——迷失的肺组织

肺囊腺瘤是胎儿期常见的一种疾病,即先天性肺囊腺瘤样病变,即胎儿胸腔出现了空泡样变化,可见不同大小的囊泡结构,这是一团无功能的肺组织。目前肺囊腺瘤的确切病因尚不完全清楚。产前超声是首选的检查方式,诊断并不困难。

肺囊腺瘤会对宝宝有什么影响?肺囊腺瘤通常在孕 18~26 周比较容易发现,肿块体积、大小变化的速度以及是否引起胎儿水肿是预后评价的重要指标。如果胎儿没有出现水肿或羊水过多,可以选择出生后观察治疗。同时应注意肿块是否压迫心脏,影响循环而导致胎儿水肿、胸腔或腹腔积液,需要定期进行超声监测。

产前发现胎儿肺囊腺瘤,宝宝可以顺产吗?如果没有合并胎儿水肿,妊娠结局良好,继续妊娠是一个合理的选择,没有症状的均建议自然分娩;如果出现纵隔移位、微囊型、可疑呼吸道梗阻者,或在妊娠 32 周后出现胎儿水肿或占位性病变过大,经阴道分娩困难时,则建议可采用剖宫产。

由于肺囊腺瘤较少合并其他先天畸形,大多数病例可以顺产出生。出生后需要再次进行 CT 检查明确诊断,根据病灶大小及有无症状,个性化制定随诊观察或手术治疗方案。

六、膈疝——破损的天花板

膈疝指膈肌的发育缺陷导致腹腔脏器通过缺损部位疝入胸腔,可引起肺发育不良及肺动脉高压。正常人的胸腔、腹腔之间由膈肌分隔开来,二者互不相通,当腹腔的天花板——膈肌发生破损时,腹腔内的压力大于胸腔,就会把腹腔内的脏器,如胃、肠管、肝脏等"挤"入胸腔,压迫肺脏和心脏。

膈肌"破损"与胚胎发育过程中,孕早期接触有毒物质、大剂量辐射、服用致畸药物等有关,受到这些因素的影响,膈肌可能发育异常,从而导致膈肌发育缺陷。在孕期,一般看不到膈肌上的这个"洞",超声对膈疝诊断是通过间接方式。由于超声难以判断膈肌的完整性,只有腹腔脏器疝入胸腔,造成心脏及纵隔移位,才可能通过超声观察到。发生膈疝的孕周差异很大,有的膈疝在孕中期早期,部分膈疝发生在孕晚期或出生后,膈疝的产前诊断率只有 50%~60%。另外,疝入胸腔的内容物可随着腹腔及胸腔的压力而变化,即腹腔压力高于胸腔压力时,腹腔内容物疝入胸腔,反之,内容物回复到腹腔,从而影响产前检出率。

单纯性膈疝胎儿的预后取决于肺发育不良及肺动脉高压的严重程度,膈疝发生的时间越早、纵隔偏移的程度越严重、合并肝脏疝入胸腔,预后越差。随着疾病的进展,新生儿会出现严重的呼吸及消化系统疾病,重者死亡。因此,新生儿膈疝应尽早采取手术治疗及对症支持治疗。

七、肾脏多囊性改变——变异的葡萄串

正常肾组织为皮质在外、髓质在内,分界清晰。肾脏多囊性改变指肾实质出现空泡样改变,大小不等、互不相通,形如葡萄串。肾脏多囊性改变种类众多,有的仅影响单侧肾脏,有的影响双侧肾脏,还有的类型甚至没有正常肾单位发育。超声是诊断肾脏多囊性改变的主要方式。

肾脏多囊性改变的预后与疾病分型有关。

Ⅰ型为常染色体隐性遗传性疾病,若父母双方携带相关异常基因,再发风险约为 25%。根据症状出现的时间又分为胎儿型、新生儿型、婴儿型、幼年型。胎儿型及新生儿型因肺发育不良在新生儿期死亡。婴儿型及幼年型临床表现为慢性肾功能衰竭、肝纤维化及门静脉高压,出现肾功能衰竭时需要进行肾脏移植。

Ⅱ型若一侧肾脏为多囊性肾发育不良,对侧肾脏发育异常的风险增加,包括重复肾、肾盂输尿管连接部梗阻等。双侧多囊性肾发育不良,因宫内羊水过少导致胎儿肺发育不良,多在新生儿期窒息死亡。单侧多囊性肾发育不良预后良好。

Ⅲ型是一种常染色体显性遗传病,多有家族史,父母一方患病,则子女患病风险为 50%,多在 30~50 岁开始出现临床症状,50 岁之后

出现高血压和肾功能不全。本病再发风险约为 50%，胎儿期发病预后差。

Ⅳ型双侧病变者预后不良，与肾发育不良的严重程度有关，严重的病例由于胎儿肺发育不良，胎儿或新生儿期可能死于呼吸窘迫。存活者则发展为高血压及肾功能衰竭。

八、肾积水——排不出的水

胎儿期肾积水是由于某种原因，尿液积聚于肾脏未能排出，肾脏集合系统分离，当达到一定程度时，肾盂和 / 或肾盏扩张，大量尿液积聚。

胎儿期为什么会出现肾积水？胎儿期肾脏出现的尿液积聚主要分为生理性和病理性。病理性肾积水主要见于由尿路梗阻造成肾脏集合系统分离，包括输尿管肾盂连接处梗阻、输尿管先天性发育异常、膀胱输尿管反流、后尿道梗阻等。这些疾病所造成的梗阻多不会自行消失，宝宝出生后如不及时解除梗阻，积水会持续存在或加重，导致患侧肾功能进行性下降，造成严重后果。生理性肾积水主要是由胎儿肾脏生理及输尿管组织解剖学变化而引起的集合系统分离，妊娠期间母体孕激素增加、胎儿输尿管迂曲等都可能导致肾盂、输尿管暂时扩张。生理性肾积水胎儿出生后多能在短时间内恢复正常。

肾积水通过产前超声即可诊断，怀孕期间发现胎儿肾积水，应注意动态随访。单纯性轻度肾盂扩张大部分预后良好，合并肾盂输尿管连接部梗阻或膀胱输尿管反流者，出生后需要随访或手术治疗。

肾积水的预后取决于梗阻发生的时间、严重程度、单侧还是双侧以及是否合并其他畸形。如果是由于肾发育不全、多囊肾和 / 或伴有染色体异常等引起的肾积水，多在宫内或出生后因无功能肾等死亡。因肾盂输尿管连接处梗阻、巨输尿管、输尿管囊肿、迷走血管压迫输尿管、后尿道瓣膜或尿道狭窄、闭锁等引起的胎儿肾积水，如在出生前和 / 或出生后及时解除病因，大多数患儿有正常的肾功能及良好的生活质量。

九、消化道闭锁——堵住的食物通道

胃肠道解剖结构包括食管、胃、十二指肠、空肠、回肠、结肠、直肠、肛门,任何一个部位发生梗阻或狭窄均称为消化道闭锁,对胎儿的生长会造成或轻或重的影响。

产前超声诊断消化道闭锁需基于典型的超声表现。消化道的每个节段发生闭锁,超声表现各有不同,比如十二指肠闭锁时出现"双泡征",空回肠闭锁时出现"腊肠征""蜂窝征",肛门闭锁时出现"双叶征"等。

对于消化道闭锁,早期手术干预是唯一选择,手术时机的选择、手术前的准备及术后护理等直接影响预后。手术治愈率较高,可达80%~95%。

十、胎儿腹腔包块——肚子里的大小泡泡

胎儿腹腔包块指腹壁或腹腔内、腹腔后的器官和组织由于各种原因而发生肿大、膨胀、增生、粘连或移位而形成的包块,以囊性多见,一个个无回声团形似一个个水泡,壁薄而光滑,边界清晰,内透声可,有的多个小水泡形成一个大水泡团,内可见分隔。

胎儿的肚子里怎么会出现这些包块呢? 腹腔包块的来源丰富,如卵巢囊肿、肠重复囊肿等,炎症刺激、母体激素、物理或化学损伤、基因突变等均可引起。产前超声是检出胎儿腹腔包块的首选方式。

胎儿腹腔包块以良性多见,来源和性质具有性别差异,产前检出后应以随访为主,不需要宫内干预,也不对分娩时间、分娩方式造成影响。一般腹腔内囊肿多为功能性改变,可自行消失。若产后新生儿腹腔内囊肿仍未消失,未对周围脏器造成严重影响,可继续随访观察;如产生继发改变,比如肠梗阻、囊肿继发扭转或出血、严重压迫周围脏器等,应手术切除。

十一、骶尾部畸胎瘤——脊柱后面的跟屁虫

骶尾部畸胎瘤是新生儿期最常见的肿瘤,发生于骶前区,由来源于

三个胚层的细胞构成,外生型就像宝宝屁股后边的跟屁虫一样。约90%为良性,10%为恶性。如果这个"瘤子"生长迅速且血供丰富,则可导致胎儿高心输出量心力衰竭,主要表现为心脏扩大及积液。

骶尾部畸胎瘤大多为外生型,仅10%是完全内生型。当肿瘤侵犯周围结构时可引起输尿管梗阻、肾盂积水,瘤体也可向后生长导致骶骨、盆骨骨质破坏,进而破坏骶神经导致神经源性膀胱和下肢瘫痪。

骶尾部畸胎瘤患儿预后与是否发生胎儿水肿、肿瘤良恶性及肿瘤大小有关。最常见表现是胎儿水肿,与围产期胎儿心力衰竭致死密切相关。恶性畸胎瘤转移的风险较高,手术根治更加困难。肿瘤的大小并不与恶性程度呈正相关,但较大的病灶会带来较大的手术风险。

十二、腹裂——开天窗的肚皮

胎儿腹裂即为腹壁的真性缺损,缺损部既无疝囊又无皮肤覆盖,腹腔内脏器可直接外翻,漂浮于羊水池中。引起腹裂的原因很多,包括孕期各种感染,接触有害物质,以及不良生活习惯如吸烟、饮酒等。此外,研究发现,孕妇年龄过小也是腹裂的高危因素之一。

腹裂一般不合并其他先天性畸形,其产前诊断比较容易。腹裂患儿脐旁腹壁全层缺损,如果肝脏、肠管均突出于体外,则染色体异常的可能性小,生后修复预后较好;如果膨出物很小,仅含有肠管,没有肝脏,则有30%合并18-三体综合征或13-三体综合征,预后差。

十三、胎儿骨骼畸形——残缺的瓷娃娃

胎儿骨骼系统出现钙化,超声就能显示。骨骼畸形指非正常的胎儿发育所引起的胎儿骨骼结构的遗传缺陷,发病率临床上仅次于先天性心脏病。胎儿骨骼畸形的发生可能与遗传因素、染色体异常、基因突变等有关,此外,孕期病毒细菌感染、重金属摄入、饮酒吸烟、药物、器械损伤、羊水过少等也对胎儿骨骼的发育产生重要影响,人体全身骨骼系统均可受累。

胎儿肢体畸形复杂多样,如先天性肢体缺失、致死性短肢畸形、非致死性短肢畸形、四肢短小等。严重的成骨不全患儿极易发生骨

折,非常脆弱,称之为"瓷娃娃"。对骨骼的检查通常在孕 18~24 周最为适宜。

不同类型的骨骼畸形中,致死性侏儒为致死性畸形,死亡率极高,预后不良,此类宝宝一经确诊应尽早引产处理。软骨发育不良应视情况而定,基因型为杂合子的患儿可适应正常生活且智力正常;基因型为纯合子的患儿在出生两年内是致死性的。马蹄内翻足大多可通过手术或姿势矫正改善,预后较好,可以保留胎儿。单纯的多指(趾)畸形预后好,出生后可通过手术改善,不影响新生儿生命质量。

十四、胎儿水肿——海绵宝宝

这里的"海绵宝宝"指合并胎儿水肿的宝宝。胎儿水肿指胎儿体内两个及以上组织间隙过量体液聚集,像海绵一样,全身饱满,充满水分,呈现一种肿胀的状态。母胎 ABO 溶血或 Rh 血型不合,或胎儿心脏畸形、双胎输血综合征、宫内感染等均可能导致胎儿水肿。

胎儿水肿一般通过超声诊断,可以看到胎儿头皮增厚,皮肤厚度超过 5mm,与颅骨回声一起呈现"双环征",还可表现为胸腔积液、心包积液、肝脏增大、脐静脉增宽、羊水过多、胎盘明显增厚等。

临床上一旦发现胎儿水肿,首要的也是最重要的是查找病因,疾病的预后与病因有关,胎儿水肿大多预后不良。

(杨 芳)

第九节 遗传学产前筛查

一、母体血清学产前筛查

(一) 母体血清学唐氏筛查

唐氏筛查是通过检测孕妇的血样,筛查宝宝的遗传性疾病。那么唐氏筛查能从孕妇的血液中找到什么线索呢?

21-三体综合征又称唐氏综合征,是因为受精卵多了一条21号染色体,染色体发生异常时,染色体上的遗传基因也出现异常,导致这些基因编码的蛋白质、酶、激素也出现异常。学者们在研究21-三体综合征病因时发现,如果孕妇怀了21-三体综合征的宝宝,其血液中的一些物质就会异常升高,比如人绒毛膜促性腺激素(hCG);而另一些物质会异常降低,比如甲胎蛋白(AFP)、游离雌三醇(UE_3)。所谓风险值,就是对母血中这些指标进行检测,通过统计学软件分析出一个概率,用来提示胎儿患21-三体综合征的风险。

由于筛查结果会有误判,所以筛查不等于确诊,存在漏诊或误诊的可能。如果胎儿是21-三体,但是唐氏筛查结果低风险,称假阴性或漏诊;如果胎儿不是21-三体,但是唐氏筛查结果是高风险,称假阳性或误诊。

为什么出现漏诊或误诊呢? 首先,由于个体差异,血清学标志物的检测值不会一模一样,有些人会高一些,有些人会低一些。其次,长期吸烟、胰岛素依赖型糖尿病、肥胖等,可直接影响血 hCG、AFP、UE_3 浓度。此外,胎儿的其他疾病或胎盘病变,也会导致这些指标在体内浓度的异常。

总体而言,通过母体血清学产前筛查,可以检出 60%~70% 的21-三体综合征胎儿,另外 30%~40% 会为假阴性。同时,由于存在假阳性,筛查结果高风险的孕妇中,胎儿真正是21-三体的仅占 1%~2%。

(二) 母体血清学唐氏筛查前注意事项

孕妇采血做唐氏筛查前,需要做三件事。

1. 明确自己是否适合做唐氏筛查 母体血清学产前筛查主要适用于分娩时年龄<35 岁,无其他产前诊断指征的孕妇。如果孕妇预产期年龄>35 岁、胎儿超声筛查有异常或有遗传性疾病家族史,须考虑产前诊断方法。血清学筛查对孕周也有要求,孕早期是 $11\sim13^{+6}$ 周,孕中期是 $15\sim20^{+6}$ 周。

2. 登记妊娠信息 母体血清学唐氏筛查需要提供孕妇的年龄、体重、准确孕周等数据,才能计算出胎儿的患病风险。

这里要重点强调孕周准确的重要性。因为与 21- 三体综合征风险值相关的血清学标志物，来源于胎儿或胎盘，其浓度会随着胎儿的长大而表现出生理性改变。因此只有结合孕妇采血时的孕周，才能判断血清学标志物是否低于或高于正常范围。

另外要强调的重点是孕妇的年龄。高龄孕妇卵子发生错误的概率也会增加。如果有两位孕妇，孕周相同、体重相同、血清学标志物浓度也相同，但一位 23 岁，另一位 35 岁，基础风险就相差 3 倍，最后计算出来的风险也会不同。

其他需要核实的信息还包括民族 / 种族、孕妇是否吸烟、本次妊娠双胎或多胎、孕妇是否有胰岛素依赖型糖尿病、既往是否有不良妊娠史，这些会影响风险评估结果。

3. 签署血清学产前筛查知情同意书　在唐氏筛查采血前，医生会和孕妇进行谈话并签署知情同意书，告知孕妇以下信息：

（1）本次筛查胎儿的疾病　21- 三体综合征、18- 三体综合征和开放性神经管缺陷。

（2）血清学产前筛查的局限性　筛查结果有可能出现假阳性或假阴性。筛查高风险有可能是误判，后续的产前诊断才能确诊，不要因为高风险就直接放弃胎儿。

（3）一定遵循知情选择、孕妇自愿的原则　有些孕妇会选择准确性更高的无创产前胎儿游离 DNA 检测（NIPT），也是允许的。

（三）解读血清学产前筛查报告

目前对血清学产前筛查报告的发放有明确要求，实验室应在收到孕妇血样的 7 个工作日内完成检测报告。血清学产前筛查报告单的格式和内容，比一般化验单要复杂。解读血清学筛查报告单的要点如下：

1. 对筛查风险给出判断，高风险 / 低风险 / 中风险　21- 三体高风险时，建议孕妈妈行介入性遗传学产前诊断，排除胎儿染色体异常；18- 三体高风险时，建议孕妈妈尽快做胎儿超声检查，因为 18- 三体的胎儿大多会有超声异常，这样可以及时发现胎儿的异常体征，同时建议进行遗传学检查。神经管畸形（NTD）高风险时，建议孕妈妈尽快做胎儿超声，超声对开放性神经管缺陷的诊断率可达到 90%。

南京医科大学第一附属医院　江苏省人民医院

产前筛查结果报告单

送检单位：

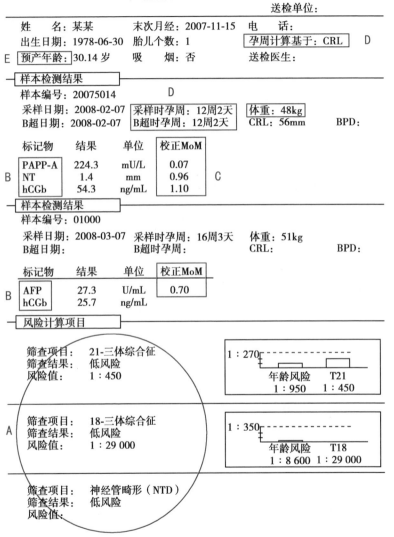

姓　　名：某某　　　末次月经：2007-11-15　电　　话：

出生日期：1978-06-30　胎儿个数：1　　　 孕周计算基于：CRL　　 D

E　预产年龄：30.14 岁　吸　　烟：否　　　送检医生：

┌─ 样本检测结果 ─┐

样本编号：20075014　　　　　　　　　　　 D

采样日期：2008-02-07　 采样时孕周：12周2天　 体重：48kg

B超日期：2008-02-07　 B超时孕周：12周2天　 CRL：56mm　　 BPD：

标记物	结果	单位	校正MoM
PAPP-A	224.3	mU/L	0.07
NT	1.4	mm	0.96
hCGb	54.3	ng/mL	1.10

B　　　　　　　　　　　　　　　　　　　 C

┌─ 样本检测结果 ─┐

样本编号：01000

采样日期：2008-03-07　采样时孕周：16周3天　体重：51kg

B超日期：　　　　　 B超时孕周：　　　　　 CRL：　　　　　 BPD：

标记物	结果	单位	校正MoM
AFP	27.3	U/mL	0.70
hCGb	25.7	ng/mL	

B

┌─ 风险计算项目 ─┐

筛查项目：　21-三体综合征

筛查结果：　低风险

风险值：　　1：450

　　　　　　1：270

　　　　　　年龄风险　　T21

　　　　　　1：950　　1：450

A　筛查项目：　18-三体综合征

筛查结果：　低风险

风险值：　　1：29 000

　　　　　　1：350

　　　　　　年龄风险　　T18

　　　　　　1：8 600　　1：29 000

筛查项目：　神经管畸形（NTD）

筛查结果：　低风险

风险值：

血清学筛查报告单解读要点

血清学筛查中风险的概念是国内学者的经验性建议,21-三体中风险设在 1:270~1:1 000 之间,18-三体中风险设在 1:350~1:3 000 之间。图中报告单结果显示,胎儿 21-三体风险为低风险,,然而风险值 1:450 处于中风险范围。下一步应做无创胎儿游离 DNA 检测(NIPT),或选择 B 超进行胎儿遗传学超声软指标及胎儿结构畸形的筛查。血清学筛查中风险合并其他高危因素,如胎儿超声异常时,孕妇可进一步选择有创性介入性遗传学产前诊断。

2. 了解筛查方案及所用标记物　图中报告单所采用的是孕早期中期联合筛查方案。孕早期的筛查标志物是 hCG、PAPP-A、胎儿颈部透明层,孕中期的筛查标志物是 hCG、AFP。

3. 找出标志物 MoM 值并判断有无异常　在血清学筛查报告中,中位数倍数(MoM)值最重要,代表血清学标志物的实测浓度绝对值,相当于正常平均水平的多少倍。在图中报告单,PAPP-A 的浓度特别低,MoM 值只有 0.07,相当于平均水平的 7%;hCG 的浓度与平均值接近,MoM 值为 1.1。

4. 判断月经胎龄与超声胎龄　血清学筛查中孕周非常重要,当孕妇月经不规则、月经日期记不清或胎儿发育受限时,孕周较难判断。如果月经胎龄和超声胎龄相差超过 7 天,应详细询问孕妇,明确以月经胎龄还是超声胎龄为准。如果重新核准了孕周,应重新计算一次风险。

5. 关注产前诊断指征　高龄孕妇或胎儿超声 NT 明显增厚的孕妇,会选择做血清学筛查,此时一定要想到,血清学产前筛查的目标疾病有限,检出率有限,应提醒孕妇做产前诊断。

二、无创产前胎儿游离 DNA 检测

(一)无创产前胎儿游离 DNA 检测原理

无创产前胎儿游离 DNA 检测(non-invasive prenatal testing,NIPT)是目前常用的一种产前筛查技术。关于产前筛查,前文提到母体血清学产前筛查,因检测方法简便、费用低被广泛用于人群筛查,但其准确性受到很多因素干扰,每 50~100 例唐氏筛查高风险

孕妇中，只有 1 位胎儿是真正的 21- 三体，而为了找出这个胎儿，50~100 个孕妇都要接受有创性穿刺。2010 年以后出现的高通量基因测序技术和 NIPT 技术，很快解决了这个难题。

NIPT 技术原理，简单来说，就是通过技术手段，从孕妇外周血的血浆中把少量游离 DNA 提取出来，采用新一代高通量基因测序技术，并通过专门的处理器进行生物信息分析，重点分析 21 号、18 号和 13 号这三种染色体。如果 21 号染色体的检测值出现了异常增高，就判断为胎儿 21- 三体高风险，依此类推。NIPT 技术直接检测这三种染色体的游离 DNA 片段，尤其对 21- 三体的阳性预测值可以达到 99%，大大提高了产前筛查的准确性。

尽管如此，NIPT 仍然只是一种筛查手段，其检测的是母胎遗传物质的混合物，阳性结果可能是母源性的也可能是胎源性的，并不能绝对肯定是胎儿本身异常所致，一定会存在假阳性或假阴性，因此 NIPT 技术不能取代产前诊断技术。

（二）哪些人群适合 NIPT 检测

NIPT 产前筛查的目标疾病以 21- 三体综合征、18- 三体综合征、13- 三体综合征为主；NIPT 检测的适宜孕周是孕 12~22^{+6} 周。NIPT 这么方便，准确性又高，是不是适合所有人呢？

NIPT 适用人群：

● 当孕妇血清学筛查显示胎儿常见染色体非整倍体风险值介于高风险切割值与 1/1 000 之间时，也就是母体血清学产前筛查 21- 三体或 18- 三体为中风险时，适合用 NIPT 做进一步检查。

● 当孕妇需做介入性产前诊断但是又存在介入性产前诊断禁忌证时。

● 当孕妇的孕周达 20^{+6} 周以上，错过了血清学筛查最佳时间，但又要求评估 21- 三体、18- 三体、13- 三体风险时。

当孕妇具有产前诊断适应证，如孕早、中期产前筛查高风险、预产期年龄 ≥35 岁等，还是应该去做产前诊断，NIPT 不能取代产前诊断。

还有几种情况应引起孕妈们的重视，在充分知情同意的情况下，也可以选择 NIPT：

- 如孕妈本人重度肥胖（BMI>40kg/m²），由于体重大，血容量大，胎儿游离 DNA 浓度相对稀释，可能导致无法出结果。

- 如果本次妊娠是通过体外受精-胚胎移植方式受孕，尤其是当双胚移植单胎妊娠时，胚停的那个胎源性 DNA 可能会干扰检测结果。

- 若您怀的是双胞胎或多胞胎，虽然多个胎儿胎源性 DNA 浓度总量会高，但平均单个胎儿是偏低的。如果胎儿之一有异常，DNA 彼此消长，可能会导致漏诊。

此外，若夫妇一方有明确染色体异常或有基因遗传病家族史，胎儿超声检查提示有明显结构异常，或孕妈本人在 1 年内曾接受过异体输血、移植手术、异体细胞治疗或孕期合并恶性肿瘤等，这些情况可能会严重影响 NIPT 结果的准确性，不适合进行 NIPT 检测，以避免 NIPT 结果误导。如果孕妈有上述几种情况，应接受介入性遗传学产前诊断，或者随访，接受血清学产前筛查和影像学产前筛查。

NIPT 虽好，也不是人人适用！

（三）NIPT 检测后咨询要点

NIPT 检测报告单必须由有资质的产前诊断机构出具。一般来说，自孕妇采血到拿到检测报告，不应超过 15 个工作日，大部分在两周内都可以出结果。NIPT 报告解读要点如下：

1. NIPT 低风险 NIPT 检测的病种有限，且检出率达不到 100%，孕妇应做好后续检查，必须在孕 20~24 周完成胎儿超声结构筛查，一旦超声提示异常，应及时咨询医生，评估是否需要介入性产前诊断。

2. NIPT 高风险 如果 NIPT 结果提示高风险，应尽快咨询医生。但 NIPT 高风险并不是确诊，胎盘 DNA 与胎儿 DNA 不一致或母体原因，都可能导致假阳性，千万不要仅仅因为 NIPT 高风险就草率决定放弃胎儿。

21-三体高风险时，孕妇应尽快进行介入性遗传学产前诊断，同时做胎儿超声观察有无合并结构畸形。

13-三体、18-三体高风险时,应安排孕妇尽快做胎儿超声检查。如果发现胎儿有明显的多脏器畸形,可选择引产放弃胎儿,同时行胎儿遗传学检查;如果没有发现明显的超声异常,建议孕妇尽早进行介入性产前诊断,做胎儿染色体核型分析及染色体微缺失微重复检查。

NIPT 检测常常会提示其他染色体异常高风险,虽然 NIPT 对其他染色体异常的检出能力差别较大,存在阳性预测值不高的情况,仍建议孕妇尽早进行介入性产前诊断,同时做超声排除胎儿结构畸形。

接受 NIPT 检测的孕妇,之后可能会接到医生的随访电话。对高风险孕妇,医生会随访产前诊断的结果、妊娠结局;对低风险孕妇,医生会随访分娩情况,孕期是否顺利,胎儿或新生儿是否正常。如孕期发生意外流产或胎儿异常而终止妊娠,孕妈们要有意识地对胎儿进行遗传学检查和病理检查,这对明确病因和下次妊娠很有帮助。

（王 珏）

第十节　细胞遗传学产前诊断

一、哪些孕妇需要做胎儿染色体核型分析

遗传性疾病是一个非常大非常复杂的概念。胎儿的遗传性疾病应先从胎儿染色体查起。染色体上记录着生物遗传信息,这些遗传信息的编码结构相当稳定,基本从精卵结合那一刻就不再轻易改变。人类有 46 条染色体,其中母亲来源 23 条,父亲来源 23 条。将染色体配对,共有 22 对常染色体和 1 对性染色体,性染色体用 X+X 或 X+Y 标记。对胎儿细胞进行染色体核型分析,能直观地看到染色体的结构与形态,可诊断染色体异常,为染色体病、遗传病的诊断提供有力的形态学证据。

按照 2002 年卫生部《产前诊断技术管理办法》配套文件《胎儿

染色体核型分析技术规范》,建议孕妇有以下情况时做胎儿染色体核型分析:

- 35 岁以上的高龄孕妇。
- 产前筛查后的高危人群。
- 曾生育过染色体病患儿的孕妇。
- 产前检查怀疑胎儿患染色体病的孕妇。
- 夫妇一方为染色体异常携带者。
- 孕妇可能为某种 X 连锁遗传病基因携带者。
- 其他,如曾有不良孕产史者或特殊致畸因子接触史者。

虽然染色体芯片、基因测序等技术日新月异,但染色体核型分析仍是目前公认的染色体疾病诊断金标准。

二、胎儿染色体核型检查所需的胎儿细胞有哪些获取方法

对胎儿细胞进行染色体核型分析之前,需要通过羊膜腔、脐血管和绒毛穿刺等介入性穿刺的方法获取胎儿细胞。

- 孕早期胎儿羊水量少,可进行绒毛穿刺采样。绒毛穿刺采样检查宜在孕 8~11 周进行。
- 孕中期羊水大量形成,羊水中的胎儿细胞是理想的胎儿细胞样本,并且取材相对微创。羊水穿刺检查宜在孕 16~22 周进行。
- 孕 22 周后,随着胎儿发育逐步成熟,羊水脱落细胞体外培养成功率降低,可以采用脐血管穿刺抽取脐血,脐血细胞培养成功率高,可同时检测胎儿血液及生化指标。脐血管穿刺检查可在孕 18~26 周(多数在 23~26 周)进行。

无论通过哪种方法获得胎儿细胞做染色体核型分析,都必须经过体外培养,细胞在培养箱里生长一段时间,使得细胞分裂增殖,然后收获、制片、显带。通过一系列复杂的步骤,使胎儿细胞显现出染色体结构并固定在玻片上,再由专业技术人员在显微镜下观察分析,这项技术操作复杂且机器无法替代。

因此,染色体报告不像血常规检测那样很快出结果,一般样本取

好并送到实验室之后,脐血细胞需要 7 个工作日完成报告,而羊水和绒毛细胞则需要一个月时间。

这里也提醒所有孕妈妈,当产前筛查结果有异常时,一定要第一时间向产前诊断机构咨询并及时预约,以保证在孕 28 周前完成检测并拿到检测报告。

(王　珏)

第十一节　分子遗传学产前诊断

染色体核型分析是一种传统的细胞遗传学技术,可以准确诊断各种染色体数目和结构异常,但此方法也有局限性,一是检测周期长,通常需要 3~4 周,孕妈妈们往往希望能更早一点拿到结果;二是该项检测可检测到 5~10Mb 以上的染色体畸变,而<5Mb 的微小染色体缺失、微重复或畸变,受累区域染色体带纹不易辨认,从而导致不能被有效识别。如今蓬勃发展的分子遗传学产前诊断技术是对染色体核型分析的有力补充。

说到染色体和基因,可能很多人都搞不清楚。其实这两者都是生物体的遗传物质,染色体是基因的载体。人类有 23 对染色体,在 1 号染色体上就有 3 000 多个基因。当染色体数目异常或结构重排时,可能导致多个基因发生改变,产生一些症状或导致疾病,称为染色体病,比如前文提到的"21- 三体""18- 三体"等。当染色体上有微小片段缺失或重复时,一般会涉及多个基因减少或增加,从而破坏正常发育进程或丧失重要生理功能,导致一系列疾病发生,称为基因组病。而此时,通过普通的染色体检查可能不能发现异常。分子遗传学产前诊断主要针对的就是这些染色体病、基因组病以及少数单基因病。

(一)分子遗传学产前诊断检测技术的选择策略

目前临床上可供选择的分子遗传学产前诊断检测技术包括快速

荧光杂交技术(FISH)、荧光定量 PCR 技术、染色体微阵列分析技术(chromosomal microarray analysis,CMA)、基于高通量测序技术的拷贝数变异检测、全外显子组测序、全基因组测序等。不同的检测技术各有利弊,没有一种产前诊断检测技术可以包罗万象。

(二) 适用人群

1. 当夫妇任一方或双方携带染色体结构异常时,不孕、反复流产、怀孕后胎儿畸形、死胎或生育染色体病和基因组病的后代风险极大。

2. 有不明原因反复流产、辅助生殖胚胎移植反复失败病史的夫妻。

3. 女方高龄,有不良生育史。

4. 孕期羊水过多 / 过少。

5. 胎儿畸形时也增加染色体病和基因组病的风险。

对于以上高风险夫妻,可以知情选择第三代试管,进行胚胎移植前的遗传学检测(PGT),或在自然受孕后孕妇选择分子遗传学产前诊断,避免染色体病和基因组病的患儿出生,降低不良妊娠结局的风险。

(三) 检测后注意事项

检测结果如为阴性,仍需要定期产检,胎儿超声若发现异常还需要再次咨询。

检测结果如为阳性,应尽早咨询医生,医生应对受累胎儿出生后可能出现的不良预后对夫妻进行充分告知。

在这里要强调的是,第三代试管的胚胎移植前遗传学检测(PGT)并不是一劳永逸的方法,其检测结果存在与胎儿实际基因组不同的可能性。因此 PGT 后的产前诊断验证非常重要,也就是说 PGT 后妊娠的孕妈妈,还需要知情选择介入性产前诊断,获取绒毛组织或羊水、脐血等,以明确诊断胎儿是否带有染色体病和基因组病。

(朱宝生)

第十二节　介入性产前诊断咨询

对宫内的胎儿进行检查明确诊断,最直接的方法就是获得胎儿的组织或细胞进行检测。随着医学的发展,逐渐衍生出多种介入性产前取样技术,也就是人们所熟知的穿刺检查,能获得羊水、绒毛、脐血、胎儿皮肤或肌肉等组织。很多人听到"穿刺"这两个字,会觉得很危险,不愿意接受这项检查。其实产前穿刺技术是很成熟的,在有经验的医生操作下是安全的,流产的风险也很小。在这里主要介绍绒毛穿刺取样、羊膜腔穿刺术、经皮脐静脉穿刺取样三种技术。

一、绒毛穿刺取样

绒毛穿刺取样(chorionic villus sampling,CVS)是早期妊娠产前检查时所用的一种诊断方法。孕早期羊膜腔较小,而且羊水胎儿脱落细胞较少,不适合行羊膜腔穿刺。医生可以利用针筒吸取少许绒毛后,将采集的样本送到实验室进行检查。与羊膜腔穿刺术相比,绒毛穿刺的优势在于能在孕早期对胎儿进行遗传学检查诊断,帮助决定是否终止妊娠,从而减少大孕周引产对母体的伤害。

(一) 哪些人需要做绒毛穿刺

1. 孕早期超声筛查提示胎儿异常或可疑异常,如胎儿颈项透明层增厚或颈部水囊瘤、鼻骨显示不清等。

2. 有单基因病家族史,需要早期诊断。

3. 夫妻双方之一为染色体易位或染色体异常,胎儿染色体异常的风险较高。

4. 生育过染色体异常患儿,本次怀孕比较焦虑,孕妇迫切想知道胎儿染色体是否正常。

5. 高龄孕妇等。

上述人群可以在和医生充分沟通后,选择做绒毛穿刺检查。

(二) 绒毛穿刺在什么时候进行更安全

目前大多数专家的观点认为,孕 10~13 周进行 CVS 不会增加胎儿肢体残缺的概率,而且由于穿刺技术的提高及相应孕周胎盘体积足够大,需要多次穿刺的概率较低,因此穿刺安全性和成功率较高。

目前大多数医院开展的是经腹部绒毛穿刺,医生在持续超声引导下进行穿刺,顺利的话整个绒毛穿刺过程为 3~5 分钟。如果胎盘位置不好,或有肠管等干扰,就不能进行绒毛穿刺取样,可以换个时间再穿刺或改到孕中期做羊水穿刺。

(三) 绒毛穿刺到底好在哪里

其优越性在于可以实现早期诊断,从而便于早期干预。绒毛穿刺取样可以在妊娠早期进行,比羊膜腔穿刺检查提早了 4~8 周。检测结果异常的孕妈妈,可以尽早作终止妊娠的决定,减少对身体的伤害。

(四) 绒毛穿刺有风险吗

绒毛穿刺手术相关的并发风险包括胎儿丢失、出血、绒毛膜羊膜炎等。由经验丰富的医师经腹部进行绒毛穿刺,胎儿的丢失率与孕中期羊膜腔穿刺术差不多。只是孕早期本身为不稳定阶段,即便不做穿刺,一部分胎儿也可能出现流产的情况,所以综合统计,似乎绒毛穿刺的流产概率要高于羊水穿刺。

一般来说,绒毛穿刺术后需在医院留观 0.5~1 小时,可以饮水、进食、适当原地活动,如感觉不适,请及时通知医生。穿刺后应多休息,不要过度劳累,如果穿刺后出现发热、阴道流水、流血或腹痛等情况,一定要及时就医。

二、羊膜腔穿刺

羊膜腔穿刺俗称"羊水穿刺",是目前临床产前诊断中最常用的一种取样手段,当然,必须严格掌握指征。

(一) 哪些人需要做羊水穿刺

具有以下高危因素的孕妇,医生会建议做羊水穿刺:

1. 胎儿染色体非整倍体风险升高　高龄（年龄≥35岁）、曾生育过染色体异常患儿、夫妇之一为染色体平衡易位携带者或倒位者、曾有不明原因自然流产史或畸胎史或死产或新生儿死亡、唐氏筛查高风险、无创 DNA 高风险、超声发现胎儿结构异常、孕期长期接触致畸因子等。B超提示2项及2项以上超声软指标异常（包括心室强光点、侧脑室增宽、肾盂分离等），结合唐氏筛查的结果，高风险的孕妇也建议行羊水穿刺；另外如果明确有某个器官结构发育异常，如唇裂、心脏异常等，即使筛查结果为低危，也建议行羊水穿刺。

2. 胎儿患有已知遗传或生化疾病的风险增高　孕妇为某种X-连锁遗传病基因携带者、夫妇之一明确为某种单基因病患者或曾生育某种单基因病患儿。

3. 评估胎儿成熟度　随着超声技术的发展，超声已能够更好地判断孕龄，并且只有当出现母体或胎儿指征时需要进行早产干预，因此采用羊膜腔穿刺来检测胎儿成熟度现已较少使用。

（二）羊水穿刺在什么时候进行更安全

羊水穿刺的最佳时期是孕17~26周。尽管羊水穿刺是一个相对成熟的操作，医务人员仍在不断努力，从穿刺针的改进，到穿刺技术的改进，不断优化，降低穿刺给母胎带来的不良影响。

现在穿刺使用的针更细了，针尖更为锐利、针体更为光滑，穿过子宫造成的损伤更小，目前公认该操作的流产率为0.06%~1%，平均接近1‰。

现在的羊水穿刺，从过去的"盲穿"，改进为在实时超声监护下穿刺，有了"超声"这只"眼睛"，还可以使用引导支架，整个穿刺过程更精准、更安全，完全不用担心"针会不会扎到孩子身上"这样的问题。

（三）羊水穿刺到底好在哪里

羊水穿刺是目前应用最广泛、相对安全的介入性产前诊断技术。其操作难度较绒毛穿刺和脐静脉穿刺低，而且相对安全。此外，羊水穿刺的孕周跨度较大，可以给孕妇更多的选择时间。

当然,羊水穿刺也存在局限性——羊水穿刺采集羊水,最终的检查结果依赖于羊水中细胞的含量,如果细胞量较少,可能会导致检查失败。

(四) 羊水穿刺有风险吗

羊水穿刺是比较安全的门诊小手术,手术并发症相对少见,包括胎儿丢失、胎儿损伤、出血、绒毛膜羊膜炎、羊水泄漏等。羊水穿刺的技术十分成熟,流产概率也比较低,约为 1‰ 或更低,其中还包括一部分即使不穿刺可能也会发生自发性流产的人群。所以,因高危因素需行羊水穿刺的孕妇不必过分担心,放轻松就好!

在做羊水穿刺之前,首先要做好思想工作。很多准妈妈一听到羊水穿刺就各种不淡定,无法接受抽取羊水来做检查,心里都会很纠结"羊水穿刺到底要不要做? 有没有必要做? "尤其是高龄孕妇,有一部分是好不容易才怀孕,对羊水穿刺更会有不少误解,认为羊水穿刺有风险,会导致流产,有些经产妇认为自己前胎宝宝是健康的,所以这一胎也肯定没问题,认为没必要再去做羊水穿刺,其实这种想法是错误的。其次,要注意,穿刺前不需要空腹。但穿刺前一定要注意休息,保证良好的睡眠,还要注意避免感冒发热。第三,穿刺的前一天建议洗澡,穿刺后为了保护穿刺点,穿刺点 12 个小时内不可以碰水,也就不宜洗澡了。

手术当天或近期感冒或怀疑有感染的孕妇,不用着急,请前往门诊告知医生相关情况,医生会进行必要的检查,排除感染因素后再进行羊水穿刺。羊水穿刺后要多休息,不要过度劳累,如果穿刺后出现发热、阴道流水、流血或腹痛等情况,一定要及时就医。

三、脐静脉穿刺

(一) 什么是脐静脉穿刺

脐静脉穿刺,也就是平常俗称的"脐血穿刺",是一种侵入性产前诊断技术,适用于大孕周孕妇,在超声引导下穿刺针进入脐静脉,抽取胎儿血液,对胎儿染色体核型及基因等进行检测。

因为脐静脉穿刺相比羊水穿刺和绒毛穿刺来说,技术要求较高,有时胎儿位置不好，或胎动过于频繁，脐带在羊水中自由自在翩翩起舞，脐血穿刺的操作难度就增加了，引起的风险也增加。

（二）哪些人群需要进行脐静脉穿刺

脐静脉穿刺一般针对大孕周，同时需要进行产前诊断的孕妇。小孕周的孕妇一般建议羊水穿刺或绒毛穿刺，这两者的穿刺难度和风险比脐静脉穿刺低。对于大孕周的孕妇，羊水中胎儿的胎毛、胎脂等物质增加，容易导致羊水细胞的培养失败。而且羊水细胞培养耗时比较长（2~4 周），对于大孕周孕妇来说，时间就是生命，一个月的时间，孕妇和家属往往等不及。脐带血细胞培养比羊水细胞容易，生长也快，所以使用脐血穿刺检测胎儿染色体，出报告的时间比羊水穿刺快（1~2 周）。医生建议大孕周孕妇进行脐静脉穿刺，一方面节省时间，另一方面是为了避免羊水细胞培养失败。

（三）脐静脉穿刺难度大吗

脐静脉穿刺必须经腹，在实时超声引导下进行。操作时医生会根据脐带位置选择比较安全的穿刺点。但是，宝宝会动，脐带会动，甚至有时胎儿的小手会在医生进针之后，调皮地把脐带一把抓走……所以，脐静脉穿刺的难度比绒毛穿刺、羊水穿刺大。医生在进行脐静脉穿刺时应"快、准、稳"，看准位置，迅速进针并采样。

（四）脐静脉穿刺有风险吗

脐静脉穿刺主要的风险是流产、早产、出血、感染。这些风险的发生率一般为 5‰。

现在的临床工作中，由于羊水穿刺和绒毛穿刺的大力开展，脐静脉穿刺已经越来越少，因为通过简单的羊水穿刺或绒毛穿刺，也可以获得来自胎儿的细胞和组织，从而对胎儿染色体或单基因病进行检测，没有必要让孕妇进行风险较高的脐静脉穿刺。

当然，针对这种操作有难度的技术，建议孕妇到有资质的专科医院产前诊断中心，由经过专业培训的产前诊断医生来进行，手术的成功率会增加，失败率和不良风险也会低很多。

（王彦林）

第十三节　产前筛查及产前诊断
转诊流程

产前筛查与产前诊断,是出生缺陷防治二级预防的主要措施。为进一步加强产前筛查与产前诊断工作,完善服务网络,2019 年国家卫健委印发了《开展产前筛查技术医疗机构基本标准》和《开展产前诊断技术医疗机构基本标准》。

一、产前筛查机构

产前筛查机构应该具有开展临床咨询、助产技术、超声产前筛查等专业能力,可独立开展生化免疫实验室检测,或与产前诊断机构合作开展生化免疫实验室检测、孕妇外周血胎儿游离 DNA 产前筛查与诊断相关采血服务。产前筛查机构的主要职责有:

- 进行出生缺陷防治健康教育。
- 开展与产前筛查相关的临床咨询。
- 开展常见的胎儿染色体病、开放性神经管畸形、超声下常见严重的胎儿结构畸形等产前筛查工作。
- 将拟进行产前诊断的孕妇转诊至与其合作的产前诊断机构。
- 统计和分析产前筛查有关信息,按要求定期报送卫生健康行政部门。
- 建立追踪随访制度,对接受筛查的孕妇进行妊娠结局追踪随访。
- 接受有合作关系产前诊断机构的人员培训、技术指导与质量控制。
- 建立技术档案管理制度,对在本机构进行筛查的孕妇建立信息档案,档案资料保存期应为 15 年。

二、产前诊断机构

产前诊断机构应该有能力独立开展遗传咨询、医学影像、生化免疫、细胞遗传和胎儿病理等技术服务。可独立开展分子遗传或按照有关要求与有能力的医疗机构合作开展相关服务。产前诊断机构的主要职责有：

- 进行出生缺陷防治健康教育。
- 接受产前筛查机构或其他医疗机构发现的拟进行产前诊断孕妇的转诊。
- 开展与产前诊断相关的临床咨询。
- 开展常见的胎儿染色体病、开放性神经管畸形、超声下常见严重的胎儿结构畸形等产前诊断工作。
- 具有相应遗传咨询和实验室检测能力的，可开展常见单基因遗传性疾病的诊断。
- 在征得家属同意后，对引产出的胎儿进行病理检查及相关遗传学检查。
- 落实多学科转 / 会诊、追踪随访、疑难病例讨论等各项规章制度。
- 对有合作关系的产前筛查机构开展人员培训、技术指导和质量控制工作。
- 对涉及医学伦理问题的病例应当及时经医学伦理委员会研究讨论。
- 统计和分析产前诊断有关信息，尤其是确诊阳性病例的有关数据，按要求定期报送卫生健康行政部门。建立技术档案管理制度，对在本机构进行筛查或诊断的孕妇建立信息档案，档案资料保存期应为 15 年。

三、产前筛查与产前诊断服务网络转诊

1. 产前筛查机构和产前诊断机构必须经卫生健康行政部门批准，按照 2019 年国家卫生健康委员会办公厅《关于加强孕妇外周血胎儿游离 DNA 产前筛查与诊断监督管理的通知》，各地的产前诊断

机构、产前筛查机构名单应在卫生健康行政部门官网上及时公示。

2. 服务网络中的孕妇转诊,需要基层医疗卫生机构在风险筛查评估后给予正确引导,需要筛查机构和诊断机构之间建立明确的合作关系,双方签订转/会诊协议,并在人员培训、技术指导与质量控制方面尽好各自职责。

3. 产前筛查机构筛查结果为低风险的,应向孕妇说明此结果并不是完全排除可能性;筛查结果为高风险的,必须尽快召回孕妇接受咨询,并将符合产前诊断适应证的孕妇及时转诊至产前诊断机构;产前诊断机构,必须及时接受产前筛查机构或其他医疗机构发现的拟进行产前诊断孕妇的转诊。

4. 产前筛查机构和产前诊断机构都有追踪随访妊娠结局的职责,对在本机构进行筛查或诊断的孕妇建立信息档案,档案资料保存期应为 15 年。

基层医疗卫生机构、妇幼保健机构和综合医院,及时高效地向产前筛查机构和产前诊断机构转诊,对于出生缺陷防治二级预防至关重要,此处分享一个产前筛查高风险转诊单示例,供大家参考。

产前筛查高风险转诊单					
				编号	
孕妇姓名		出生年月日		末次月经	体重/身高
孕妇身份证号					
初筛结果	□21-三体高风险		□18-三体高风险		
	□开放性神经管缺陷高风险		□胎儿超声筛查异常		
	□其他出生缺陷高危因素				
转诊目的	□遗传咨询 □遗传学产前诊断 □影像学产前诊断 □NIPT				
转诊医院					
填写日期		转诊医生		联系电话	

产前筛查高风险转诊单示例

(王 珏)

第四章 出生缺陷的三级预防

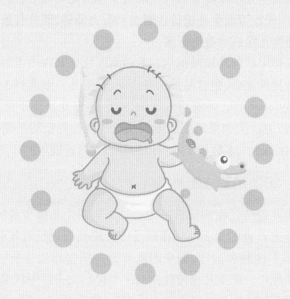

第一节　新生儿疾病筛查

一、为什么要进行新生儿疾病筛查

新生儿疾病筛查是指在新生儿期(出生后 28 天内)对严重危害新生儿健康的先天性、遗传性疾病进行专项检查,提供早期诊断和治疗干预措施,是提高我国出生人口素质,减少出生缺陷的预防措施之一。我国新生儿疾病筛查病种要求至少包括先天性甲状腺功能减退症、苯丙酮尿症等新生儿遗传代谢病和听力障碍,部分有条件的地区扩大了新生儿疾病筛查的范围。

先天性甲状腺功能减退症和苯丙酮尿症患儿在出生后往往缺乏疾病的特异性表现,很容易被疏忽或误诊,患儿一般要到 3~6 月龄才逐渐出现临床症状,并进行性加重,95% 的患儿出现不可逆的脑损伤,影响智力。但如果出生后不久通过血液检测获得早期诊断并接受及时治疗,绝大多数孩子的身体和智力发育都能等同于正常人。

二、新生儿遗传代谢病筛查

新生儿遗传代谢病筛查一般通过采集新生儿极少量的足跟血,对一些危害严重的先天性代谢病及内分泌疾病进行群体筛查,使患儿获得早期诊断和治疗,避免因重要器官损害导致生长、智力发育障碍甚至死亡。新生儿遗传代谢病主要包括先天性甲状腺功能减退症、苯丙酮尿症、先天性肾上腺皮质增生、葡萄糖 -6- 磷酸脱氢酶缺乏症(蚕豆病)等。随着串联质谱检测技术在新生儿遗传代谢病筛查领域的利用,筛查病种明显增多,可以一次有效检测包括氨基酸、有机酸和脂肪酸代谢异常在内的 40 种左右遗传代谢病。

三、新生儿听力筛查

新生儿听力筛查是早期发现新生儿听力障碍,开展早期诊断和早期干预的有效措施,有力保障了儿童健康发展。

通常对正常出生的新生儿实行两阶段筛查:出生后48小时至出院前完成初筛,未通过者及漏筛者均应于42天内进行双耳复筛。复筛仍未通过者应在3月龄内转诊至省级卫生行政部门指定的听力障碍诊治机构接受进一步诊断。

四、新生儿先天性心脏病筛查

先天性心脏病是在胚胎发育时期,由于心脏发育异常所导致的心脏结构和功能异常,约占活产新生儿的8‰,是最常见的出生缺陷,也是导致新生儿死亡的主要原因。新生儿先天性心脏病筛查是通过听诊器和经皮脉搏血氧饱和度测定仪对出生后6~72小时的新生儿进行心脏杂音听诊和经皮脉搏血氧饱和度测定,对筛查阳性新生儿尽早进行超声心动图检查明确诊断,对确诊先天性心脏病患儿及时治疗和干预管理,降低患儿的死亡率和病残率,改善患儿生活质量。

(宁魏青)

第二节 先天性心脏病的评估与治疗

先天性心脏病(简称先心病)是指在孕早期(孕2~8周)由于某种原因造成胎儿心脏及大血管的结构发育异常导致出生后就存在的心脏、大血管畸形。在出生缺陷中发病率最高,0.7%~1%的宝宝出生时存在心脏发育的异常。心脏发育在怀孕第八周就完成了,正常心脏的结构是上、下腔静脉与右心房连接,右心房通过三尖瓣与右心室连接,右心室与肺动脉连接;肺静脉与左心房连接,左心房通过二尖瓣与左心室连接,左心室与主动脉连接。心脏任何一个部位在发育时都可以发生异常而产生不同类型的先心病。下面就对常见的几种先心病进行简要介绍。

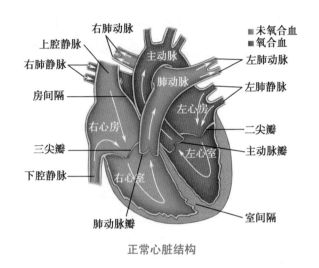

正常心脏结构

一、房间隔缺损

原始心房是个"大通间",由房间隔分隔成左、右心房。房间隔由原发隔和继发隔组合而成,正常发育的房间隔中间有一卵圆孔,保证胎儿脐静脉的含氧血液由右心房通过卵圆孔进入左心房,维持胎儿发育需要的氧,正常情况下宝宝出生后 3 个月内卵圆孔自动闭合。

房间隔缺损(atrial septal defect,ASD)是原始心房在分隔成左、右心房时发育异常引起的,是最常见的先心病之一,约占先心病总发病率的 10%。ASD 可分为原发孔缺损和继发孔缺损两类,以后者居多。

原发孔缺损是胚胎在发育过程中,心内膜垫发育缺陷所致,缺损面积一般较大,常伴有二尖瓣裂孔,所以一般症状出现较早,甚至早期就可以出现明显的肺动脉高压和右心衰竭。继发孔缺损早年多无症状，并且没有明显的心脏杂音，儿童常规体检时不易被发现，一般到青年期才开始出现症状，主要表现为体力下降、气促、心悸等。

胸部 X 线、心电图以及超声心动图有助于 ASD 诊断。尤其是超声心动图，既无创又简便，建议有条件的医院儿童体检常规开展心脏超声检查。

ASD 的治疗视病情而定。缺损直径小于 5mm 的继发孔 ASD 有自愈的可能，婴儿期无须手术。如果缺损较大，血流动力学改变明显，或存在呼吸困难和生长发育滞后等重要症状，那就不要等待，及时手术治疗。无症状的 ASD 患儿应密切随访，出生后的第二年是决定是否需要手术的最佳时间。

手术方式有以下几种：

● 体外循环下心内直视手术。主要适用于巨大缺损和特殊类型 ASD，可采取胸部低位小切口完成手术。

● 介入封堵治疗。在 X 线引导下经皮穿刺血管置入导管，输送封堵器封堵中央型 ASD；也可在超声引导下（避免 X 线辐射）经皮穿刺血管置入导管封堵。这两种方法都需要血管足够粗大，适合 3 周岁以上儿童。

● 超声引导下经前胸壁打孔直接穿刺右心房封堵 ASD。不受年龄限制，封堵伞也比经血管封堵小。

二、室间隔缺损

室间隔缺损（ventricular septal defect，VSD）是胚胎心脏发育中，原始心室分隔成左、右心室时分隔不全，导致室间隔上存在的缺损。根据缺损部位不同，VSD 可分为膜周型、圆锥心室（主动脉下、嵴下）型、肺动脉下（嵴上、圆锥隔）型、流入道（房室管）型和肌部型。绝大多数呈单个缺损，偶见多个。

单纯 VSD 造成心室水平左向右分流，临床表现与缺损大小、部位、肺血管阻力等因素有关。

小型 VSD 缺损直径小于 5mm，一般无临床表现，只是体检时医生能听到心脏杂音。

中、大型 VSD 缺损直径大于 6mm，一般出生 4~6 周后，患儿会出现逐渐增强的心脏杂音，常伴随心功能不全的症状，如呼吸急促、多汗，吃奶时尤其明显，同时还伴有小儿体重不增。有少部分患儿在此之后一段时间内可能表现出症状改善，心脏杂音变轻，但并不意味着病情减轻了，而是发生了继发性肺动脉高压，此时就失去了最佳治疗时机。

胸部 X 线、心电图以及超声心动图有助于 VSD 的诊断，尤其是超声心动图，可明确缺损部位、大小及数量。随着产前筛查的普遍开展，孕中期胎儿心脏超声检查也能发现 VSD。

关于 VSD 的治疗，约半数的小缺损可能自行闭合，可以先观察再决定是否手术。分流量超过 50% 或伴有肺动脉压增高的婴幼儿应尽早手术。采取何种手术方式应视病情而定。

巨大型 VSD 且有症状的患者，应及时行体外循环下心内直视修补手术。无症状但有肺动脉压增高，或合并主动脉瓣脱垂的患儿也应在 1 周岁内进行手术治疗。单纯小、中型 VSD 缺损，可以采用微创介入封堵手术治疗。

三、动脉导管未闭

动脉导管是胎儿循环的重要通道。动脉导管上端连接主动脉弓，下端连接左肺动脉起始部。胎儿期的肺没有正常工作，肺阻力较高，右心系统的压力高于左心系统，右心室泵出的血液绝大部分通过动脉导管直接进入降主动脉进行全身循环，在维持胎儿血液循环方面起到重要作用。宝宝出生后，随着第一声啼

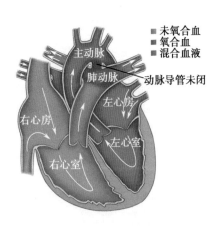

动脉导管未闭

哭,建立了自主呼吸,肺血管阻力下降,右心室压力随之下降,此时右心室泵出的血液绝大部分进入左、右肺动脉内(与胎儿期不同)。足月儿动脉导管在 2 天内发生功能性关闭。如果宝宝出生 72 小时后,动脉导管依然通畅,存在分流,就称为动脉导管未闭(patent ductus arteriosus,PDA)。

PDA 的临床表现与未闭导管的直径及分流量有关。导管细、分流少的 PDA(直径小于 2mm)没有明显的临床表现,宝宝生长发育正常,体检时不易听到心脏杂音。但当动脉导管管径较大,分流量较大时,宝宝常表现为呼吸急促,易发生呼吸道感染,生长发育滞后。体格检查可发现心前区搏动增强,听诊可闻及粗糙的连续性机器样杂音。测量血压可发现舒张压降低,脉压增大。

胸部 X 线检查可见心脏影增大。最有价值的检查是超声心动图,可明确诊断,并测量导管的直径、分流速度,判定导管分流方向,进一步估测未闭导管的分流量。

发现宝宝患 PDA,都需要治疗吗?不一定。是否需要治疗,取决于宝宝动脉导管的粗细程度以及是否有临床症状。足月儿小至中型 PDA 绝大部分在婴儿期自然闭合,可采取保守治疗,随访观察。

PDA 的治疗主要包括对症治疗、药物治疗、手术结扎和介入治疗。

- 对症治疗:限制液体摄入量,减少心脏的容量负荷,使用利尿剂,尽量降低充血性心力衰竭的发生率,等待导管自主闭合。
- 药物治疗:主要用于早产儿动脉导管未闭。前列腺素合成抑制剂吲哚美辛和布洛芬是国内首选药物,能够减少患儿血液中的前列腺素含量,通过升高血压、增加动脉导管平滑肌收缩力促进动脉导管的闭合。
- 手术治疗:新生儿动脉导管直径较粗大,导管持续开放、肺血流不断增加,如果出现低血压甚至循环衰竭等临床症状,或需要持续机械通气支持,试验性药物治疗无效的情况下考虑进行手术结扎治疗。出生后导管持续不闭合,导管直径在 2mm 以上的可考虑在一岁左右手术治疗。
- 介入治疗:一般情况较好的儿童也可以考虑介入治疗。新生儿或低体重早产儿不推荐使用介入治疗。

不同治疗方法各有其优缺点和适应证,故应实施个体化治疗,根据患者的具体情况选择适合的治疗方法,以获得最佳的临床疗效和减少并发症。

四、先天性主动脉缩窄

先天性主动脉缩窄是指主动脉弓发育异常引起的局限性狭窄,最常见于主动脉峡部。

主动脉缩窄的胚胎发育机制复杂而不明确,临床症状轻重取决于缩窄的程度。宝宝出生后,随着动脉导管闭合,血液流变学将发生变化。如果缩窄相对较轻,症状可能并不明显;如果存在严重主动脉缩窄,会出现左心衰竭症状,患儿下半身循环将出现障碍,甚至继发肝脏、肾脏功能衰竭,小肠坏死,癫痫和最终死亡,须早期治疗。

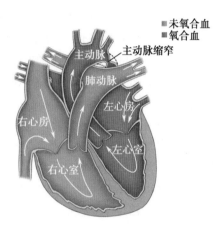

主动脉缩窄

对于先天性主动脉缩窄的诊断,除了患儿出现临床症状以外,目前主要依靠心脏超声和螺旋 CT 检查。近年来,随着螺旋 CT 的广泛应用,主动脉缩窄的临床检出率明显增高。经 CT 检查,可以准确判定主动脉缩窄处血管直径、狭窄段长度以及主动脉弓的发育情况,结合心脏超声检查,术前均可明确诊断。目前,产前胎儿心脏超声筛查也可以发现主动脉缩窄,对宝宝出生后的进一步检查确诊与治疗有重要的指导意义。

主动脉缩窄的治疗,原则上一旦明确诊断,均应尽早治疗,治疗方法以外科手术和导管介入为主,以解除主动脉缩窄的远近端血压差异,避免心脏功能和其他主要脏器的损害。

五、法洛四联症

法洛四联症是一种常见的复杂型先天性心脏病,发病率约为万分之三,约占全部先心病的 10%。本病包括四个基本解剖特征,即室间隔缺损、主动脉骑跨、右室流出道及肺动脉狭窄、右心室肥厚。本病由法国内科医生法洛于 1888 年进行了全面描述,因此被命名为"法洛四联症"。

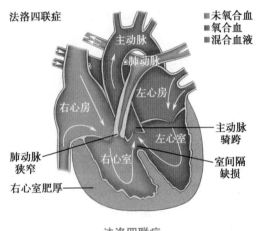

法洛四联症

产前筛查中,在妊娠 18~28 周进行的胎儿心脏超声检查能够发现绝大多数法洛四联症。目前认为法洛四联症的发生与遗传因素及母亲孕早期环境因素有关。

法洛四联症最突出的表现是低氧,患儿指甲、嘴唇等毛细血管丰富的区域可见明显发绀。这类患儿往往活动耐力落后于同龄儿,易疲乏,活动后明显呼吸急促,发绀加重,大龄儿童常出现走路时间歇性下蹲的"蹲踞"动作。右室流出道狭窄严重的患儿,甚至可能在哭闹、吃奶、寒冷刺激等情况下突发缺氧,失去意识、抽搐,甚至危及生命。长期慢性缺氧导致十指末端膨大如鼓槌,称为"杵状指"。家长一旦发现孩子有上述症状,请及时就诊,明确诊断以及评估病情的严重程度,制定后续诊疗计划。

心脏彩超是评估法洛四联症最重要的检查手段,可以明确室间隔缺损程度、主动脉骑跨程度、右室流出道狭窄程度、肺动脉及其分支的直径、异常侧支血管等情况,对制定手术计划具有重要价值。

CT 血管成像(computed tomography angiography,CTA)检查及三维重建技术可以直观显示法洛四联症各畸形的形态和程度,尤其对主动脉和肺动脉间的侧支血管显示具有优势,是心脏彩超检查的重要补充。此外,心电图、胸部 X 线、血常规等对评估法洛四联症患儿术前状况均有一定价值。

法洛四联症自然预后很差,不经治疗的自然死亡率极高,手术是唯一的有效治疗手段。法洛四联症一经诊断即有手术指征,原则上应尽早手术。

对于症状较轻者,目前倾向于 6 月龄左右行择期根治手术;症状较重者可根据解剖条件于 3 月龄左右行根治术或姑息手术,如体-肺分流术及右室流出道疏通术。对于不具备根治手术条件的患儿,如严重肺动脉发育不良或冠状动脉畸形影响右心室流出疏通道,可行姑息手术。姑息手术的目的是增加肺血流量,改善缺氧症状,促进左心室和肺血管发育,为根治手术创造条件。

法洛四联症术后需要定期复查,评估是否存在残余右室流出道狭窄及室间隔缺损残余漏,远期需要关注肺动脉瓣反流、右心室扩张、心律失常等情况,并结合患者自身症状,定期门诊随访。

(顾海涛)

第三节 呼吸系统疾病的评估与治疗

人体呼吸系统是人体与外界空气进行气体交换的一系列器官的

总称,包括鼻、咽、喉、气管、支气管及肺,以及胸膜等组织,还有呼吸动力装置,膈肌和其他呼吸肌。人体在胚胎发育过程中,呼吸系统各部位都可以因某种因素干扰导致发育异常而发生结构畸形。

一、先天性膈疝

先天性膈疝是膈肌发育异常而导致的出生缺陷性疾病。胎儿期由于膈肌缺陷,可导致部分腹腔脏器如胃、肠管、肝脏、脾脏等通过膈肌缺损处进入胸腔,从而引起一系列症状和继发性改变,尤其是引起肺发育不良和肺动脉高压,严重者危及生命。

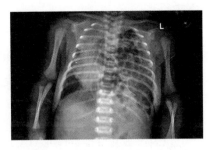

新生儿膈疝胸片

注:胃、肠管经缺损膈肌疝入胸腔,左肺受压,心脏向右侧移位。

根据膈肌缺陷的部位,先天性膈疝主要分为胸腹裂孔疝(Bochdalek 疝)、胸 骨 后 疝(Morgagni 疝)和食管裂孔疝三种类型,其中胸腹裂孔疝最常见,占所有先天性膈疝的 85%~90%。

先天性膈疝在产前超声检查就能被发现。产前诊断孕周越小,说明胎儿病情越重,相对预后越差。宝宝出生后,还需进一步检查以明确诊断。患儿 X 线检查常有一侧横膈轮廓不清,胸腔内见肠管或胃泡充气所致的不规则透亮区或液面,胸部 CT 或消化道造影检查可更清楚显示疝入的腹腔脏器情况。

先天性膈疝由于腹腔内脏器进入胸腔,胎儿肺部在发育过程中受压,可伴有肺发育不良或萎缩,因此宝宝出生后主要表现为呼吸道和消化道方面的症状。呼吸道症状以呼吸困难、急促、口唇青紫为主,消化道症状包括呕吐、吞咽困难甚至呕血、便血等,严重程度根据孩子的病情轻重程度不一。

先天性膈疝的宝宝,该如何治疗呢?

(1)缺损小、症状轻者如食管裂孔疝可先观察,不急于手术治疗,注意营养,饮食少量多次,注意观察是否有呕吐等现象。

（2）绝大部分患儿需要手术治疗，有经胸、经腹、腔镜等多种治疗方式，手术方式成熟、成功率高。大部分患儿手术效果良好，存活率较高。如果宝宝在手术前就合并肺发育不良、持续性肺动脉高压、疝入脏器缺血坏死、胎儿染色体异常或合并其他严重畸形，存活率相对较低。如果是孕期检查发现的，建议到有小儿心胸外科的医院分娩，这样产科和小儿心胸外科可以无缝对接，提高对患病宝宝的救治成功率。

近年来，随着新生儿急救水平的不断提高，如体外膜氧合（ECMO）等技术应用在危重患儿抢救过程中，先天性膈疝患儿的存活率明显升高。

二、先天性肺囊腺瘤

先天性肺囊腺瘤样畸形（CCAM）是一种较少见的胎儿肺发育畸形，发病率约为 1/25 000，约占先天性肺部病变的 25%。胎儿末端支气管过度生长，在肺内形成有明显界限的囊性病变，是一团无正常功能的肺组织。同时，可能导致纵隔移位，当肿块明显压迫心脏及胸内血管时，可引起胎儿胸腔和腹腔积液及全身水肿。一般较少合并其他系统畸形及染色体异常。

CCAM 的病因目前尚不完全清楚，在产前能通过超声诊断。大部分合并 CCAM 的宝宝没有症状，少部分宝宝可能会出现呼吸道症状，如气喘、呼吸困难等。

1. 产前发现 CCAM，孩子还能保留吗　产前发现胎儿 CCAM，需要定期复查超声，一部分胎儿随着孕周增长，肿块呈现逐步缩小的趋势甚至完全消失。对于没有变小的 CCAM，如果不合并水肿，出生后治疗效果好，预后佳，建议继续妊娠。

2. CCAM 没有症状需要手术吗，什么时候手术最合适　目前针对没有症状的 CCAM 患儿，建议手术治疗，长期的 CCAM 病变，可能导致患儿反复肺部感染，并且恶变的可能性。一般建议出生后 3~6 个月即可手术治疗，手术成功率高，切除病变组织对孩子后续的生活基本没有影响，但仍需定期复查随访。

三、隔离肺

隔离肺是一种少见的先天性肺发育畸形，发育异常的无功能的肺组织由异常体循环动脉供血，这部分肺组织可与正常的支气管相通，造成反复发作的局限性肺部感染。通过产前超声检查就可以发现隔离肺，MRI 检查可以进一步协助诊断。

患隔离肺的宝宝常会出现反复发作的肺部感染，咳嗽、咳痰，甚至咯血，手术切除病肺是最佳治疗方案。对于有感染症状的宝宝，应先积极抗感染治疗，缓解症状，控制炎症后再择期进行手术。常用手术方式有传统开胸手术和胸腔镜手术。经早期诊断与积极治疗，预后良好。部分未经治疗的患者，肺部感染可能反复发作或持续存在，极少数有癌变可能。

四、先天性肺发育不良

先天性肺发育不良是胎儿肺发育障碍所导致的肺部畸形，涉及肺、支气管、肺血管方面的问题。根据肺发育障碍出现在不同的肺发育阶段，先天性肺发育不良可分为三类——肺未发生、肺未发育及肺发育不良。临床上常见的是第三类即肺发育不良，表现为支气管、肺、血管发育的程度落后，或数量、容积减少。

根据肺发育不良的程度不同，临床表现差异巨大，轻者新生儿期不发生症状，症状出现较迟，容易反复发生呼吸道感染，总体预后尚好；重者于出生后不久即出现呼吸困难、缺氧、发绀等症状，甚至出现呼吸衰竭，预后差。

体格检查可发现是否有胸廓畸形、气管偏移、呼吸音减低等情况。胸部 X 线检查可见密度增高影或不规则囊状透亮影。高度怀疑先天性肺发育不良者可进一步行 CT 检查明确，观察是否存在过度充气、大小不一囊状透亮影、粗网格状影、斑片状实变影或条状肺不张影等。

先天性肺发育不良的治疗，首先是积极预防和控制反复发生的肺部感染；可使用糖皮质激素、利尿剂、支气管扩张剂等促进肺发育；

当宝宝频繁出现肺部感染,而对侧肺无异常的情况下,可考虑手术切除患侧病变肺叶。由于宝宝从出生后到 2~8 岁,肺仍在继续发育,因此,术后健康肺叶还会代偿发育。

五、先天性气管狭窄

先天性气管狭窄(CTS)是一种罕见的气管发育缺陷。在胚胎发育到第 4 周时,异常遗传与环境因素干扰导致气管发育异常,气管管腔变窄,出生后发生气道梗阻性疾病。

单纯的先天性气管狭窄很少,在所有气管狭窄患儿中仅占 10%~30%。先天性气管狭窄常合并先天性心血管疾病,最常见的是合并血管环畸形,常见的血管环包括肺动脉吊带、双主动脉弓和右弓迷走左锁骨下动脉等。此外也可合并房间隔缺损、室间隔缺损、法洛四联症、动脉导管未闭等。

气管狭窄的严重程度由气管狭窄的长度和直径决定。根据气管狭窄严重程度的不同,大多数患儿在 1 岁以内即有各种临床症状,如喘息、反复呼吸道感染、呼吸困难、发绀,甚至呼吸衰竭等。

CTS 确诊有赖于 X 线气管断层摄片、颈胸部 CT、气管碘油造影检查及内镜检查。纤维支气管镜检查是诊断气管狭窄的金标准。

气管狭窄的患儿如何治疗呢?

当患儿气管最狭窄段直径>60% 正常段直径时,采取保守治疗,随访观察。当气管最狭窄段直径<40% 正常段直径时,患儿可出现明显的呼吸道症状,如持续喘息、呼吸困难,甚至需要气管插管、反复呼吸道感染、无法脱离机械通气,或机械通气后仍存在低氧血症等,常需要手术治疗。

目前,各种手术方法和技巧不断发展,根据患儿的临床表现,气管狭窄段长度、直径以及气管形态,选择适合个体的手术方法,将获得更好的临床疗效。

(顾海涛)

第四节　消化系统疾病的评估及治疗

一、先天性食管闭锁及气管食管瘘

食管是食物从口腔进入胃的通道。怀孕的第一个月末,胎儿的食管开始形成,并逐渐增长,至怀孕第二个月末食管发育完成。在此期间,多种因素可能导致食管发育异常,食管连续中断,或存在异常的与气管之间的连接通道,即先天性食管闭锁及气管食管瘘。

患有食管闭锁及气管食管瘘的胎儿,在定期孕检时有时会发现异常,但胎儿超声对食管闭锁检查的敏感性不高,一旦超声怀疑胎儿有食管闭锁,可以进行胎儿 MRI 检查,帮助进一步判断。食管闭锁有时会伴有染色体异常,诊断食管闭锁后,建议进行染色体核型分析和基因芯片检查,筛查是否合并其他畸形或染色体异常及综合征。

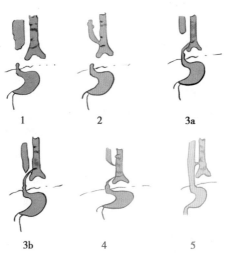

食管闭锁的五种类型

注:3a 和 3b 型最多见,约占 85%。

食管闭锁的婴儿出生以后食管不通,可分为五种类型。常见的是食管中间被阻断,上端闭塞,下端与气道相连。此类婴儿出生后,喝水或喂奶后立即呕吐、呛咳,鼻子和口腔会充满泡沫,导致呼吸困难,脸色发紫。

如果确诊是食管闭锁,手术是解决问题的唯一方法。通常将食管的两个断端缝合连接起来,恢复食管的连续,并断开食管和气管之间异常的通道。有时会选择先在胃上做一个获取营养的胃瘘,过一段时间再做食管连接手术。

目前,食管闭锁婴儿的整体治愈率已达 90% 以上,婴儿出生时的体重以及是否合并严重先天性心脏畸形是影响成功救治的主要因素,合并畸形越多,死亡率越高。约半数食管闭锁的婴儿伴有合并症,如心脏畸形、肛门畸形、肠道畸形、肾脏畸形等,使得治疗更加复杂。因此,一旦怀疑食管闭锁,应尽快转至有诊治能力的小儿外科就诊。

二、十二指肠闭锁和狭窄

十二指肠连接胃和空肠,在肚子里呈 "C" 字形分布,是小肠中长度最短、最粗、位置最深并且最为固定的一段。十二指肠既接受胃液和胃内容物,又接受胰腺排出的胰液和肝脏排出的胆汁注入,具有十分重要的消化功能。

大概从怀孕的第五周开始,十二指肠慢慢变成一个实心的管道,直到怀孕 4 个月左右又重新贯通。所以,在孕期的前 2~3 个月期间,十二指肠如果没有重新贯通,就会形成十二指肠闭锁;如果管道内只贯通了一部分,就会形成十二指肠狭窄。胎儿因为十二指肠闭锁或狭窄,羊水不能往肠道远处排泄,导致羊水量越来越多,并且十二指肠会像气球一样越来越膨胀。因此,产前超声能观察到羊水过多、十二指肠扩张的表现。十二指肠闭锁或狭窄的婴儿容易合并先天性心脏病和染色体异常,应定期进行产前超声心动图检查,也建议进行染色体核型分析和基因芯片检查。

十二指肠闭锁或狭窄的婴儿出生后,常常在喂奶后全部吐出,并且吐出物通常含有草绿色的液体也就是胆汁。因为闭塞的位置比较高,婴儿一般肚子不胀,排不出正常的胎便。十二指肠狭窄婴儿出生后可能排出少量的胎便。X 线检查时可以看到扩张的十二指肠,远端下游的肠道内没有气体显示。这样的婴儿,需要尽快从口腔或鼻子插一根导管到胃里,把淤积的食物和胆汁引出来,避免呛到气管和肺内影响呼吸功能。因为不能进食,婴儿需要静脉输液,可同时进行心脏超声检查和常规术前检查,积极地为手术做好准备,因为手术是挽救生命的唯一方法。

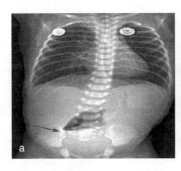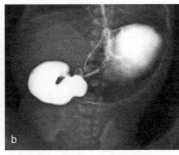

十二指肠闭锁的 X 线及造影图像

注:图 a 箭头指向:十二指肠闭锁 X 线片可见肠管的盲端;图 b 箭头指向:造影能看到十二指肠扩张以及十二指肠盲闭的位置。

当前,对十二指肠闭锁或狭窄已经建立了一系列有效的手术方法,最常用的是把两个断端连接起来恢复肠管连续性,或将闭塞十二指肠近远端侧面连接起来,做个短路,跳过闭塞的位置,让消化的食物通过连接的短路排向肠道远端。由于远端的肠管发育细小,术后肠道功能恢复时间较长,可以通过鼻子放一根营养管道到远端细小的肠道内,尽早通过管道进食,加快康复进程。这种手术传统上为开腹治疗,随着手术技术的提高,腹腔镜微创手术逐渐普及,效果良好。

三、先天性巨结肠

肠道的功能复杂,包括消化食物、吸收营养、蠕动、排泄等。这些功能都受到肠神经支配,因此肠神经发育正常是肠道正常工作的基本要素。孕初期(孕 6~12 周),肠神经逐渐发育,从肠道的近端迁移到远端形成完整的肠神经系统。在这个时间窗内,因为先天性的基因异常或受到胚胎微环境因素的影响,导致肠神经迁移的过程中断,造成中断处往下游的肠道没有肠神经发育,因此该疾病实质上的名字为肠无神经节细胞症。没有神经节细胞的肠管持续痉挛、狭窄,粪便逐渐积聚在病变肠管的近端,造成近端肠管的扩张、肥厚,外观上看肠管变得粗大,主要发生在结肠,因此叫先天性巨结肠。

先天性巨结肠的产前诊断很难。先天性巨结肠有一定的遗传倾向,家族中有明确病史的情况下,建议产前进行染色体核型分析和基因芯片检查。

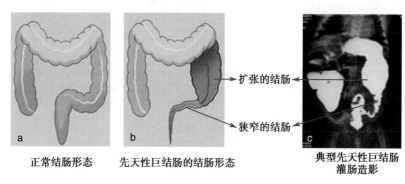

正常结肠形态　　　先天性巨结肠的结肠形态　　　典型先天性巨结肠灌肠造影

正常结肠与先天性巨结肠

注:图 a:正常结肠;图 b:先天性巨结肠的肠道形态、没有肠神经的肠道呈现狭窄状态,需要手术切除,近端正常的肠道由于肠内容物不能排出,会变得扩张肥厚;图 c:典型先天性巨结肠灌肠造影,可见细小的狭窄段结肠,其近端结肠扩张。

由于肠神经中断的部位不同,先天性巨结肠可表现为多种类型,不同类型患儿出生后的表现也不尽相同。绝大多数巨结肠新生儿出生后 24~48 小时内不能自主排出胎便,或排得很少,需要灌肠或其他方法辅助才能有较多的胎便排出。呕吐也比较多见,吃奶以后吐奶或吐黄色、绿色的胆汁都有可能。因为排便少或不能排便,又不停喂奶,婴儿肚子慢慢变胀,严重的会出现肠道极度扩张而穿孔。肠道内的粪便不能及时排出，会导致严重肠道感染，称为先天性巨结肠相关性小肠结肠炎，这是先天性巨结肠最危险的情况，不及时治疗，可能导致婴儿死亡。

手术是先天性巨结肠的唯一治疗方法。出生后，如果通过人工辅助排便的方法能够暂时维持粪便排泄，可等婴儿生长发育一段时间，体重、体质合适的情况下做一次性根治手术，有利于术后恢复，减少手术创伤。如果出现肠道的严重感染，或患儿年龄较小，辅助排便的措施没有效果，有时会分 2~3 次进行手术，先做一个肠造口来帮助临时排便，择期再做根治手术。根治手术后，大多数孩子恢复良好，但需要严格的、专业的肠道管理，这是家长们必须学会的。可喜的是，绝大多数先天性巨结肠的孩子手术后，随着生长发育，肠道功能逐渐变好，可接近于正常同龄儿。

四、先天性肛门直肠畸形

肛门是直肠内容物、粪便排泄的出口，在孕期的第 2 个月左右开始发育，到怀孕第 4 个月完成。因为基因变异或环境因素的影响，有些胎儿没有发育形成正常的肛门，称先天性肛门直肠畸形，是所有消化道发育畸形中最常见的一种类型。肛门直肠畸形不是常规产前筛查项目，产前超声和产前 MRI 可能会观察到结肠或直肠扩张，但诊断率不高。本病有一定的遗传倾向，家族中有明确病史的情况下，建议产前进行染色体核型分析和基因芯片检查。

先天性肛门直肠畸形类型复杂，根据直肠盲闭的位置，简单分为高、中、低三种类型，通过 X 线检查可明确。

根据有无异常的直肠出口，先天性肛门直肠畸形可分为有瘘型和无瘘型。无瘘的肛门直肠畸形，出生后不能正常排出胎便，吃奶后肚子逐渐膨胀，随后出现呕吐。去医院就诊的时间越晚，肚子胀和呕吐的表现就越明显。有瘘的婴儿出生后有时会有胎便排出，产科医生或家长有时会忽略仔细检查小屁股。在这类婴儿中，男孩的瘘管往往比较细，因此吃奶后会出现肚子逐渐膨胀和呕吐。女孩的瘘管多数比较粗，绝大多数可以暂时维持排便，有时容易被忽略。这些瘘有时与泌尿生殖道相通,不及时处理,容易导致尿道感染和阴道炎。

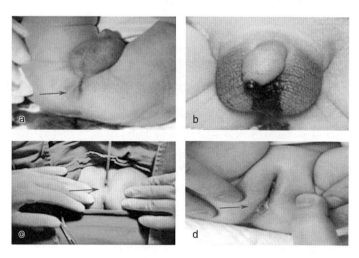

常见的肛门直肠畸形类型

注:图 a:男婴低位肛门闭锁伴直肠皮肤瘘(箭头所示瘘处);图 b:男婴直肠尿道瘘,尿道开口可见胎便排出;图 c:女婴阴道瘘(箭头所示瘘处);图 d:女婴会阴瘘(箭头所示瘘处)。

　　先天性肛门直肠畸形通常需要手术治疗,如果婴儿仅表现为单独的肛门狭窄,可以考虑先采用扩肛器逐渐扩开肛门。手术方法和手术时间的选择根据不同类型而定,有的需要分期手术。先天性肛门直肠畸形的婴儿,经过手术治疗重建肛门,大部分孩子排便功能良好。部分孩子由于畸形严重,即使手术非常成功,恢复了正常位置的肛门,术后仍可能发生大小便功能不良的情况,尤其是合并直肠周围骨骼、肌肉和神经发育缺陷的婴儿。因此,肛门成形手术后,患儿需要长期专科门诊随访。家长要学会采取针对性的排便训练,关注孩子的心理状态,这样才能提高控便的能力和孩子的生活质量。

五、先天性胆管扩张症

　　正常情况下,怀孕第 6 周左右,胆管系统与肝脏同步发育。如因为先天性基因异常、孕期病毒感染、胆管远端或括约肌发育畸形、胆管和胰管汇合成共同通道时出现问题等多种因素影响,导致胆总管不同程度的扩张,有时也会伴发肝内胆管扩张,称为先天性胆管扩张症。

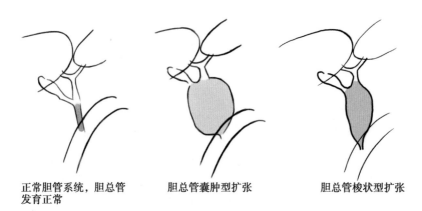

正常胆管系统,胆总管发育正常   胆总管囊肿型扩张   胆总管梭状型扩张

正常胆道系统及常见胆道扩张类型

先天性胆管扩张症胎儿,典型的产前超声影像是肝门处能看到囊性包块,如果发现包块和胆管或胆囊是相通的,基本可以确定诊断。单次产前超声不能明确时,需多次复查,必要时可以进行胎儿MRI 检查。对于产前即怀疑或确诊患有先天性胆管扩张症的婴儿,出生后应当及时进行肝胆超声检查,如果明确胆管扩张大于 1cm 即可确诊。有的婴儿产前检查没有发现异常,出生后去医院检查时偶然发现胆管扩张。无论哪种情况,都需要咨询专科医生,在医生的建议下做进一步的检查和评估。

胆管扩张后,胆汁排泄不通畅造成胆道梗阻,婴儿便会出现异常的皮肤发黄。胆管完全不通时,大便颜色会变白。时间久了,胆汁会对肝脏、胆管造成伤害,出现胆管炎症,也可能出现胆管破裂甚至恶变。因此,产前发现的先天性胆管扩张,如无异常不适,可以定期门诊复查,出生后 3 个月左右进行手术治疗相对较理想。但一旦出现大便颜色异常,变淡甚至变白,同时皮肤黄得厉害,甚至出现胆管炎症,就要立即去医院就诊。对于生后偶然发现的胆管扩张,即使孩子看上去没有任何不适,也应该尽早手术,避免等到胆管突然不通时出现严重后果。

手术需要将肝外扩张的胆管切除,并将一段肠道接到肝总管上,充当胆汁流出的通道。目前微创手术技术成熟,联合加速康复的理念,可以促进婴儿术后康复,降低医疗费用,安全有效。如果就诊时,婴儿出现胆管破裂或胆管内炎症比较重,只能先进行胆管外引流或内引流,择期再做根治性切除手术。部分孩子术后短期内会出现一些并发症,但总体发生率不高。

六、脐膨出

脐膨出是腹壁发育缺陷的一种类型,孕期发生率为 1/4 000~1/3 000。在怀孕的第 6~10 周,胎儿肚子容积较小,内脏会从脐带处突出来生长,怀孕第 10 周以后肚子容积慢慢变大,内脏会逐渐回到肚子内继续发育,脐带处肌肉慢慢闭合形成肚脐。孕期第 10 周以后,如果肚脐没有完全闭合,存在一个缺口,内脏还是持续突出在肚子外面,即为脐膨出。

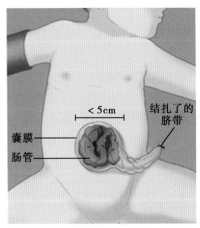

小型脐膨出,缺损直径 < 5cm

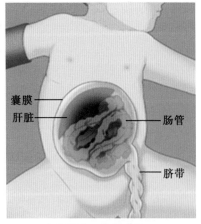

巨大脐膨出,缺损直径 > 5cm,囊膜内见肝脏

脐膨出在孕前肥胖和高龄产妇中常见,有一定的遗传倾向。产前超声准确性较高,在孕 11~14 周即可诊断,可以明确缺口的大小,以及突出生长的是什么内脏。3/4 的脐膨出有合并畸形,主要包括:心脏畸形、染色体异常、胃肠道畸形、泌尿生殖系统畸形、肌肉骨骼畸形、神经系统畸形等。因此超声确诊后,需进一步评估是否有心脏、肌肉骨骼、神经、泌尿生殖系统伴发畸形以及畸形种类和程度,同时也建议进行染色体核型分析。小型脐膨出可以顺产,较大的脐膨出适宜行剖宫产。

脐膨出需要手术治疗。婴儿一出生,能看到脐带连接一个透明的囊膜,里面能看到肠管或肝脏。这样的婴儿出生后应转诊至专科医院,生产和转诊时不要把囊膜弄破,避免引起感染。如果缺口比较小,伴发的先天性畸形不严重,可以一次性手术治疗,存活率很高,而且生活质量与正常儿童差不多。如果缺口较大,需要暂时将突出的内脏放置在特殊的袋子内,等待肚子的容积变大后再做手术。脐膨出的婴儿,如果伴发一种或多种不严重的畸形,生活质量良好,总体存活率在 70%~97%。

七、先天性腹裂

先天性腹裂也是腹壁发育缺陷的一种类型,发生率为 2/10 000~4.9/10 000。发生的主要原因是孕期胎儿腹壁肌肉发育缺陷,导致腹腔内的肠道突出在腹腔外,在羊水中发育。由于肠管长时间暴露于羊水中,发生肠壁肿胀。超声诊断腹裂准确性较高,是首选检查方法,最早可以在孕 12 周左右发现,大多到怀孕中期才能确诊。腹裂较少伴有染色体异常和肠道以外的其他系统畸形。

所有产检诊断为腹裂的胎儿应到专业医疗机构就诊,制定产前检查和分娩计划。随着羊水量增多,胎儿生长发育可能会受到影响,因此必须在孕中晚期定期做超声检查和胎儿心率监测。没有必要提早分娩,分娩的方式选择剖宫产和经阴道分娩都可以。如果伴发肝脏突出,则应选择剖宫产。

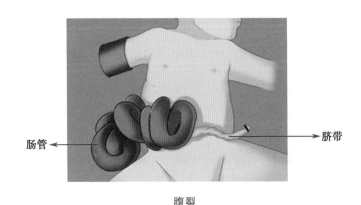

腹裂

注：腹裂的婴儿出生后可见肠管组织裸露于
腹壁外，脐带位置及结构正常。

先天性腹裂的婴儿一出生，可以看到肠道暴露在肚子外面。与脐膨出不同的是，突出的肠道缺少囊膜包裹的保护，婴儿很快会因为水分、体温的丢失出现脱水、低体温，暴露在外的肠管也容易伴发感染。因此，此类婴儿一旦出生，需保护好暴露的肠管，然后转诊至有诊治能力的专科进行治疗。尽可能地一次性手术，如果考虑到突出的肠道回到腹腔后，腹腔压力太高，应选择分期手术。腹裂伴发畸形少，总体预后较好，存活率高达 90% 以上。

（唐维兵）

第五节　泌尿系统疾病的评估及治疗

一、先天性肾脏畸形

先天性肾脏畸形是比较常见的先天性出生缺陷和泌尿系统畸形，随着产前检查的普及和精准度的提高，多数能在妊娠期发现，其中以肾积水、重复肾等多见。

(一) 肾积水

肾积水(hydronephrosis)是最常见的肾脏畸形,多由于尿液从肾盂流入输尿管过程受阻,从而发生肾盂输尿管连接部梗阻(UPJO),使得肾髓质血管伸长和肾实质受压缺血,并可能引起肾脏功能受损,严重者甚至引起不可逆性肾损害。UPJO 是小儿先天性肾积水最常见的病因,有时由体检发现,有时因患儿出现腹部肿块、腰腹部间歇性疼痛、尿路感染、血尿、高血压等症状而发现,严重者甚至出现肾破裂、肾功能不全。因此应做到早诊断并给予正确的治疗。

B 超是目前最常用的筛查手段,产前超声即可检出肾积水,35%~50% 的肾积水是产前诊断的,其中大部分为肾盂输尿管连接部梗阻。此外,磁共振水成像是了解肾脏、输尿管梗阻部位及形态效果较好的一种检查手段。对于肾积水患儿,目前常规行肾核素扫描了解积水肾脏功能受损情况。

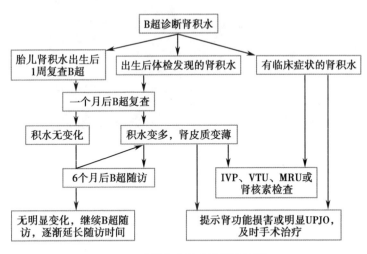

UPJO 致肾积水诊疗及随访流程

胎儿期发现的肾积水,出生后一周行 B 超复查,约 1/3 患儿出生后可恢复正常;体检等偶然发现的轻度肾积水,无临床症状,应先随访。发现肾积水进行性增大或肾功能进行性损害,或有腹痛、感染、结石等临床并发症时应及时手术治疗。

手术方法为离断性肾盂成形术,术后患儿可能会出现再梗阻,发生率在 5%~10%。因此,患儿应在术后 3~6 个月进行 B 超、尿路造影复查,如证实吻合口狭窄需考虑再次手术。

目前尚无有效办法预防 UPJO 的发生。肾积水一经诊断,应及时咨询儿童泌尿外科专业医师。

(二)重复肾畸形

重复肾畸形(duplex kidney)也是一种肾脏常见畸形,发生率约 1/125,单侧发病率远高于双侧,左、右侧发病率无明显差异。重复肾的上、下半肾常融合在一起,但上、下半肾有各自的肾盂、输尿管和血管。

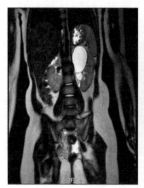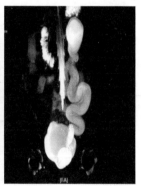

MRU 示左肾双肾盂及双输尿管

重复肾常见类型有不完全性双输尿管畸形,输尿管状如 "Y" 形;完全性双输尿管畸形。无论完全性还是不完全性输尿管畸形,通常上肾发育明显较下肾差。

B 超是目前最常用的筛查手段,产前超声即可检出胎儿重复肾畸形,患肾比对侧肾增大,常表现为双肾盂及输尿管,部分重复肾可伴发梗阻性肾积水(多为上半肾),超声诊断更为容易。

重复肾的表现缺乏特异性,有膀胱输尿管反流或合并梗阻时可有尿路感染症状。此外,女性患儿常有湿裤表现,在正常排尿期间出现无间歇滴尿,仔细检查外阴可见针眼状小孔,尿液呈水滴状不断渗出。合并肾积水可出现腰腹部肿块及疼痛症状等。

结合 B 超、磁共振水成像、肾核素扫描等检查手段可明确重复肾诊断。重复肾无临床症状及体征者,应定期观察和随访,每 3~6 个月复查泌尿系 B 超。有重复肾发育不良、肾积水、输尿管扩张并进行性加重膀胱输尿管反流导致顽固性泌尿系感染,或输尿管异位开口,则需尽早手术治疗。

对重复肾患儿需要制定个体化治疗方案。随着手术技术的提高和经验积累,目前很少选择切除上半肾,而是选择上半肾输尿管与下半肾输尿管端侧吻合,微创治疗效果非常好,与以前比有很大进步,也给重复肾患儿带来了切实的好处。重复肾和输尿管畸形患儿总体预后较好,无临床症状患儿长期随访,多数可终身不进行外科干预,有临床症状或肾功能进行性恶化者经过积极手术治疗,也可获得较为满意的效果。

二、先天性尿道畸形

(一)尿道下裂

尿道下裂(hypospadias)是宝宝最常见的先天性尿道畸形,是男性下尿路及外生殖器常见的先天畸形,发病率约 1/300。尿道下裂的发生与遗传、激素等多种因素相关,具体原因并不清楚,故此病尚无有效的预防手段。

产前超声检查很难显示确切的尿道开口位置,观察胎儿排尿是显示胎儿尿道的一种直接方法。因此,通过超声观察胎儿排尿可以提高尿道下裂的产前检出率。

尿道下裂临床表现很典型,首先表现为尿道开口位置异常,男宝宝尿道开口不在"小鸡鸡"头顶端,

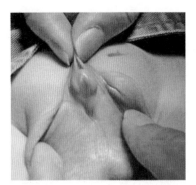

尿道下裂典型表现:"小鸡鸡"下弯,发育较小,尿道开口异常,包皮在阴茎背侧堆积

而出现在"小鸡鸡"头下方,多数病例伴有"小鸡鸡"向下弯曲。宝宝因尿道口位置不在"小鸡鸡"头端,站立小便时小便排出困难,常须蹲位排尿。此外典型的尿道下裂还有阴茎下弯和包皮异常分布两个特点。

几种尿道开口位置异常如下:

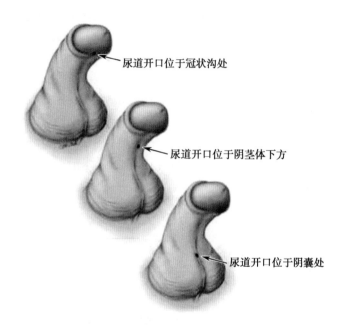

尿道开口位于冠状沟处

尿道开口位于阴茎体下方

尿道开口位于阴囊处

尿道下裂的诊断依靠视诊就可以一望而知,但尿道下裂尤其是重度尿道下裂合并隐睾时应注意鉴别有无性别畸形。部分重度尿道下裂患儿,医生除了体格检查外,通常还需要抽血做一个染色体检查。

尿道下裂患儿的手术年龄一般推荐在 6~18 月龄进行,同时应结合患儿"小鸡鸡"和全身发育情况,至少在入幼儿园或入学前完成,以减少宝宝的心理压力。

大多数尿道下裂患儿预后良好,但重度尿道下裂或合并染色体异常或有双侧隐睾者会影响成年后的性功能和生育能力,尿道下裂术后应长期随访,除了解排尿功能、有无并发症外,还要了解患儿青春期的第二性征发育和性心理等情况。

(二) 尿道上裂

尿道上裂(epispadias)的发生率明显低很多,单独的尿道上裂很少见,常与膀胱外翻同时出现。男性单独尿道上裂的发病率是十二万分之一,女性大于五十万分之一,多数都会有尿失禁。

与尿道下裂相反,尿道上裂的男宝宝表现为"小鸡鸡"短而上翘,"小鸡鸡"头扁平,尿道口异位于"小鸡鸡"头背侧,包皮悬垂于阴茎腹侧。女宝宝表现为阴蒂对裂,阴唇分开,间距增大及耻骨联合分离,多伴有尿失禁。

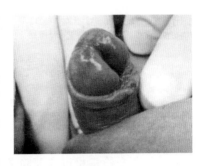

尿道上裂

尿道上裂多数都需要进行整形重建手术。尿道成形术与尿道下裂相似,要求尽量矫正阴茎上翘畸形,正位尿道口,排尿通畅,外观尽量满意。与尿道下裂相比,尿道上裂治疗非常困难,阴茎外观很难达到满意效果,而且阴茎上翘极少能彻底矫正。

尿道下裂和尿道上裂患儿手术后并发症发生率均较高,其中手术后出现漏尿和尿道狭窄较为常见,因此建议尿道下裂和尿道上裂宝宝前往正规的儿童医院泌尿外科诊治。

三、先天性隐睾

先天性隐睾(cryptorchidism)是指男宝宝"小蛋蛋"未能按正常发育过程从腰部腹膜后下降到阴囊底部,而停留在腹腔、腹股沟区、阴囊入口处或其他部位,是常见的先天性泌尿生殖系统畸形。隐睾症包括睾丸下降不全、睾丸异位、睾丸缺如等。

隐睾虽然常见,但其病因仍不明确。目前认为可能与内分泌失调、睾丸本身或附睾发育缺陷或睾丸下降途径中有某些机械性障碍有关。此外,孕期母亲抽烟、酗酒、麻醉药物使用及雌激素应用等均可能与隐睾发生有关。

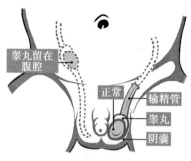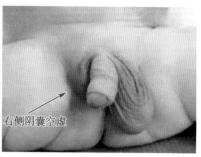

隐睾

注：正常阴囊内可摸到两个"小蛋蛋"，隐睾症一侧阴囊内触不到"小蛋蛋"。

由于宝宝出生后 6 个月内睾丸仍有自行下降至阴囊的可能，一般来说孕期产检常难以诊断隐睾，如出生后 6 个月睾丸仍未能降至阴囊，则自行下降的机会已经极少。

隐睾患儿多无自觉症状，主要因为家长或体检医生发现患儿一侧或双侧阴囊内空虚无睾丸就诊。隐睾的宝宝到专业医院就诊时，医生触诊阴囊空虚内无睾丸，约 80% 在腹股沟区可扪及睾丸，一般体积较对侧略小，不能推入阴囊，挤压有胀痛感。也有部分腹股沟也无法触及睾丸的隐睾患儿，需要进一步检查，如 B 超或 CT 检查。通过检查仍无法找到睾丸的患儿，需要行腹腔镜手术到腹腔寻找睾丸，诊断准确率高达 95% 以上。

隐睾的病理改变与睾丸的位置相关，位置越高病损越重；也与睾丸的下降时机有关，年龄越大，病损越重。对隐睾的治疗，一般越早越好。既往对于 1 岁以内的隐睾患儿会进行激素治疗，目的是促进睾丸发育及下降。但由于药物副作用大、治疗不确切及复发率高等原因，目前临床上已基本不再使用激素治疗隐睾，而是更多地选择手术治疗。隐睾手术推荐在 6 月龄之后（6~18 月龄）进行，将腹股沟区的睾丸下降固定到阴囊内。对于睾丸位置高、睾丸血管短，不能一期固定于阴囊底部的患儿，则需分次手术。对于触及不到睾丸的隐睾患儿则应用腹腔镜诊断治疗。

对于隐睾的宝宝，家长常常最关心以后的生育问题，单侧隐睾的生育力基本同正常人群,双侧隐睾即使早期手术,生育力较正常仍会明显下降。此外,隐睾患儿还存在睾丸肿瘤的风险,患儿青春期发育后每月自行检查,以发现早期睾丸肿瘤症状,即睾丸增大表现。

四、鞘膜积液

正常小儿睾丸鞘膜腔内均含有少量浆液,使睾丸在鞘膜腔内有一定的滑动范围。若小儿由于鞘突管闭合不完全,腹腔内液体经鞘突管流入并在鞘膜腔内过量积聚,则形成鞘膜积液。如在精索部位鞘突管未完全闭塞,也可积聚液体,形成精索鞘膜积液。

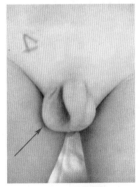
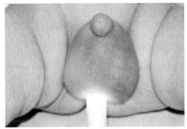

右侧睾丸鞘膜积液   透光实验

婴幼儿鞘膜积液经常是宝妈给宝宝洗澡时发现,表现为腹股沟部或阴囊一侧或两侧的肿块,或出现两侧睾丸大小不一。交通性鞘膜积液常在一夜平卧之后,晨起肿块缩小,活动后增大。一般没有全身症状。

鞘膜积液肿块呈囊性,边界清楚,用手电筒照一下看到囊液透光,可以帮助判断。精索鞘膜积液的肿块位于精索部位,体积较小,呈卵圆形,在肿块下方可触及睾丸。睾丸鞘膜积液的肿块悬垂于阴囊底部,呈椭圆形或圆形,积液量少时可触及睾丸,积液量较多时则不能触及睾丸。

鞘膜积液一般多发生于出生后 6~18 个月的男宝宝,也可以生后即被发现。目前通过 B 超及透光实验可明确诊断,还可以与腹股沟斜疝、睾丸肿瘤相鉴别。2 岁以内鞘膜积液有自愈可能,应随访观察。如果大于 2 岁或包块短期内增大则需及时行鞘状突高位结扎手术治疗。术后注意通过 B 超复查睾丸大小及位置,复发病例在首次手术 3 个月后可再次手术。

(唐维兵)

第六节 神经系统疾病的评估及治疗

一、脊柱裂

脊柱裂是儿童常见的先天性中枢神经系统发育畸形,居我国出生缺陷畸形发生率第二位。该类疾病是产前筛查的重点之一,孕 14~20 周进行的唐氏筛查可以判断神经管缺陷的危险指数,孕 18~20 周进行超声筛查是最佳时期,可以发现较大的脊柱裂。脊柱裂的发生与多种因素相关,其中营养因素占 50% 左右,尤其是叶酸缺乏。因此,预防是最重要和最关键的因素,在孕前、孕期均注意叶酸、锌等微量元素的补充。如果产前筛查怀疑宝宝是神经管缺陷高危儿,孕妈妈也不要过度紧张,建议专科医院就诊,结合超声及胎儿磁共振进一步评估。

脊柱裂可分为显性和隐性两种,显性脊柱裂较常见的类型包括脊膜膨出、脊髓脊膜膨出、脂肪瘤型脊髓脊膜膨出等,通常表现为腰背部中线附近各种形式的皮肤异常,常合并不同程度神经系统损害。隐性脊柱裂外观无明显异常,很少合并神经系统损害。显性脊柱裂可能导致较严重的神经系统损害,如双下肢感觉运动障碍、大小便排出功能障碍等,手术是唯一治疗方法,并且建议早期手术治疗。畸形程度不同,预后也不同。较严重的神经损害包括神经源性膀胱,甚至会发展成为肾积水、尿毒症。隐性脊柱裂如无脊髓神经发育异常,一般无须处理,对生长发育无影响。

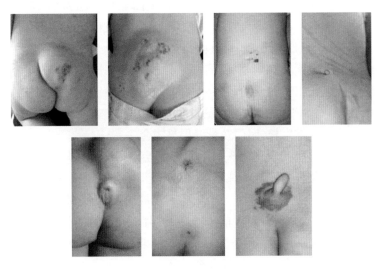

显性脊柱裂的皮肤表现

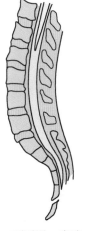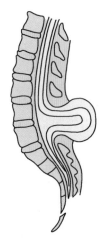

正常脊柱、脊髓　　　　脊柱裂、脊膜膨出

二、小头畸形

小头畸形,顾名思义,是头部远小于其他同龄儿的畸形。当宝宝头围较正常同龄儿平均头围小 2%~3% 以上时,可诊断为小头畸形。

小头畸形可分为原发性和继发性两种。原发性小头畸形往往和染色体畸变、代谢异常、孕母妊娠早期感染、营养不良、中毒、放射线等各种有害因素接触史相关,脑发育明显延缓,头围小。继发性小头畸形多因患儿出生时或生后各种原因(缺氧、感染、外伤)引起脑损伤和脑萎缩,头围变小。由于颅脑发育异常缓慢,脑体积明显缩小,导致颅骨无法正常生长,囟门及骨缝提早闭合。

小头畸形患儿表现为头顶小而尖、前额狭小、面大头小而明显颅面不称。患儿智力发育往往落后,部分患儿还合并癫痫和脑性瘫痪。如果发现宝宝头围明显小于正常,要到正规医院就诊排除小头畸形,一般需行 CT 检查及发育评估,需与颅缝早闭引起的头围小进行鉴别。

遗憾的是,本病无治愈方法,重在孕期预防保健与后期康复治疗。孕期尽量避免各种有害因素如感染、放射线等,定期产检,当胎儿头围小于孕周较明显时应密切观察,必要时行胎儿磁共振、羊水穿刺等检查。围生期避免因缺氧、外伤、颅内出血等造成脑损伤。康复治疗对认知改善有一定帮助,但无法治愈。如颅缝早闭引起的头围小可手术治疗。

三、先天性脑积水

经常有人说孩子"头大聪明",真的是头越大越聪明吗?有些孕妈妈在产检时会被告知胎儿侧脑室增宽,如果侧脑室持续 ≥15mm,就要考虑脑积水。如果胎儿侧脑室宽度在 10mm 以上且进行性增长,或者 ≥15mm,建议进行胎儿磁共振检查以明确颅脑情况。

正常人颅内都有"水",也就是脑脊液。正常脑脊液的分泌吸收是个动态循环的过程,当某种原因打破了这种平衡,导致脑脊液在脑室系统积聚就形成脑积水。脑积水是较为常见的儿童中枢神经系统疾病之一,而且颅压增高会对神经系统造成严重损害。儿童脑积水多表现为头围进行性增大、婴儿前囟膨隆、双眼下视即落日征、哭闹拒食、反复呕吐、发育落后等。

脑积水的原因各有不同,有先天性也有后天性,治疗方式也有区别。但总体来说,脑积水应尽早手术治疗,以拯救被高颅压损伤的大脑。手术方式包括脑室分流及三脑室底造瘘术,如果有原发病应首先或同时治疗。脑积水如能早期发现,及时治疗,相当一部分孩子神经系统发育可改善甚至恢复到正常水平。

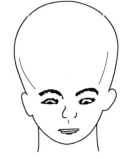

脑积水患儿头围大、落日征

（唐维兵）

第七节　骨骼系统疾病的评估及治疗

人体的脊柱由 33 节椎体和椎间盘构成,就像玩具蛇一样既有柔韧性又保持一定的强度。根据部位,脊柱又可划分为颈椎、胸椎、腰椎、骶椎和尾椎。从正面看脊柱保持相对直线,从侧面看由胎儿期的长 C 形逐渐转变至成年期的颈腰椎前凸、胸骶椎后凸的双 S 形。

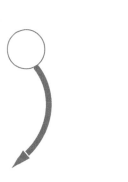
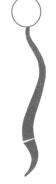

胎儿期的脊柱形态　　　成年期的脊柱形态

　　胚胎期脊柱发育的关键时期是妊娠第 5~6 周,如果在孕期前 6 周出现某一节或多节椎体发育不良或分节障碍,就会造成先天性脊柱侧凸(congenital scoliosis,CS)畸形。

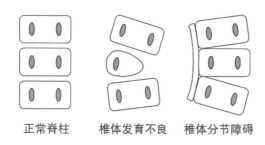

正常脊柱　　　椎体发育不良　　　椎体分节障碍

　　最新的研究显示,我国 CS 的发生率在 2/1 000 以内。虽然看起来发生率不高,但这种畸形随着生长发育过程可能不断加重。严重时不仅影响躯干平衡,还可影响心肺发育,甚至出现脊髓神经损伤造成瘫痪。因此尽早发现和治疗非常关键。

　　超声和 MRI 检查可用于胎儿期的脊柱畸形筛查。妊娠 14 周即可通过超声观察脊柱形态,妊娠 16 周后的妊娠中后期是检查胎儿脊柱的理想时期。因为 CS 畸形早期可能不严重,有相当一部分患者并未能在胎儿期被发现。通常是出生后一段时间家长发现宝宝后背不平或因为其他原因到医院拍摄 X 线片后被偶然发现。

　　即使发现孩子存在 CS 也不用恐慌。目前治疗方式有很多,包括随访观察、体态训练、石膏、支具及手术等,应根据每个患儿的具体情况来定,建议咨询专业的儿童脊柱外科医师。

(唐维兵)

第八节　耳鼻喉疾病的评估与治疗

一、先天性耳前瘘管

先天性耳前瘘管是出生时患儿的耳朵前方有一个小洞,民间称为"米仓""仓屯",医学上称为先天性耳前瘘管,是胎儿在母体中发育异常而留下的,小孔类似针孔,不易引起注意,细心的家长在患儿出生时即可发现。

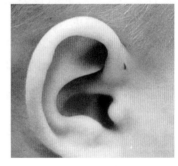

先天性耳前瘘管

该病以单侧多发,也可发生于双侧,比例约为4∶1。从性别来看,女性多于男性。先天性耳前瘘管遇水潮湿容易发炎,感染后,瘘管口周围红肿、疼痛或脓肿破溃,可排出具有臭味的分泌物。也有部分患者可终身无症状。

如果从未发生感染,则该病不需要治疗,但要保持良好个人卫生,切勿进入脏水。如果发生感染,抗生素可作为对抗炎症的首选药物,当形成脓肿时,则应先切开引流,让脓液流出,从而加快愈合。待感染控制后,再行瘘管切除术。治疗不及时或处理不当会加重病情,甚至导致听力下降及影响面部美观。

本病以预防为主,保持瘘口附近及面部的清洁卫生,若瘘口处发生感染,切记一定要及时到专业医院进行相应的诊治。

二、先天性耳廓畸形

先天性耳廓畸形,指患儿的耳朵外形与正常的耳朵有一定差别,耳朵很小(小耳症)或没有耳朵(缺失);有的耳朵是卷起来的,如同杯子一样,临床上称"杯状耳";有的还会出现耳朵位置及形状不正确,如"移位耳"和"猿耳"等。耳部的形态对面部有较大影响,先天性耳廓畸形的患者心理压力较大,不利于身心健康发展,因此要尽早及时治疗。

耳廓发育畸形与遗传、孕期用药、病毒感染、环境等多方面因素相关,常见的是小耳、招风耳、杯状耳这三种,对面部外观有一定影响。

对耳廓畸形的治疗,一般采用外科手术方法,手术年龄应根据不同情况确定。单纯的副耳或多耳切除,应在学龄前进行手术,以免上学后同学们的议论对孩子造成心理创伤,更有利于儿童身心健康发展。若为小耳或无耳者,该类患者常伴有外耳道及中耳畸形、听力问题,更应在学龄前进行手术,因为手术不仅要恢复患儿的容貌,更重要的是改善患儿听力,一方面有利于儿童上学后学习,更重要的是有利于语言发育,避免影响学习和生活。

如果是一侧小耳畸形,另一侧耳听力正常者,或双耳廓畸形,有一耳或双耳听力正常者,手术可以推迟到 15 岁以后。因为那时手术患者能配合,加上其耳廓发育完全,医生可以设计出大小合适的耳廓,而学龄前手术其耳廓大小一般只能以患儿父母的耳廓为模型进行重建和成形。因此,耳廓畸形的治疗要根据适当的年龄,选择适宜的手术方式。

三、先天性外耳道闭锁与中耳畸形

先天性外耳道闭锁是耳鼻喉科常见疾病,同时也是引起传导性耳聋的主要原因。患儿出生时即可发现,主要表现为单侧或双侧的耳廓畸形、外耳道狭窄或闭锁及中耳畸形,男性多于女性,单侧发病多于双侧发病。

该病发生原因尚不明确,遗传、药物、毒物或感染等因素均可导致畸形发生。临床上先天性外耳及中耳畸形的症状根据畸形发生的部位和程度分为 3 级。第 1 级,耳廓比正常的要小一些,但是各部分的形态还清晰可认,外耳道存在或部分闭锁,鼓膜存在,听力不受明显影响。第 2 级,耳廓未能完全显现,部分隐藏,这种类型的畸形在临床较为常见,发病率约为第 1 级的 2 倍,出现传导性耳聋。第 3 级,耳廓大部分缺失,仅有小的凸起甚至耳廓完全消失,呈无耳状,外耳道、听骨链畸形,有内耳功能障碍,发病率最低,约占 2%。

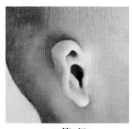
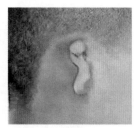
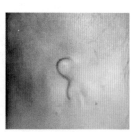

第1级 第2级 第3级

先天性外耳畸形

治疗以外科手术为主,根据病情可做外耳道成形或外耳道鼓室成形或内耳开窗术。双侧患病的患者手术年龄以 6~7 岁为宜(亦有学者提出 4~5 岁),单侧患者手术可待成年后施行。先天性小耳畸形及外耳道闭锁对患儿的听力及心理健康都有一定影响,因此不仅要恢复患儿的容貌,更要加强对其心理疏导,使患儿全面健康成长。

四、外鼻畸形

先天性外鼻畸形由于遗传或非遗传因素,患儿出生时面部异于常人,有的表现为没有鼻子或仅一侧有鼻子,有的表现为鼻裂、鼻赘、鼻瘘管等,对患儿颜面部的影响巨大,对其将来身心健康的发展都会产生不利影响。因此一旦发现,家长应及时带患儿就诊,制定治疗方案。

外鼻畸形的治疗主要通过手术矫正,通过瘢痕松解、皮瓣移植、修复缺损、鼻翼鼻孔成形等手术,尽可能恢复外鼻形态。手术效果好的,外鼻形态可和正常鼻子几乎一样,鼻尖、鼻翼、鼻孔恢复正常位置和外形。也有一些病例,手术只能起到改善作用,和正常的外形还有一定差异。

总之,鼻子外形对一个人的容貌起着至关重要的作用,鼻畸形的患儿应及早到耳鼻喉科就诊,尽早恢复鼻子外形,同时也要注重对患儿心理的疏导。

(鲁 勇)

第九节　面部畸形与治疗

一、先天性唇裂、腭裂与面裂

先天性唇裂、腭裂和面裂是在出生时,患儿的唇部、腭部或面部出现裂隙,唇裂在民间俗称"兔唇"。严重的唇腭裂与面裂可在产检时发现,而有些轻微的腭裂甚至在患儿开始学习发音时才被发现。

先天性唇裂、腭裂与面裂的发生受遗传、营养、感染、药物、频繁接触放射线、烟酒等多种因素的影响。民间"吃了兔子肉造成嘴唇裂开"的说法完全没有科学依据。

唇裂的主要表现为上唇部裂开。患儿在产检、出生时即可发现。唇裂的严重程度根据裂隙长度、单双侧来判定,严重者可裂达鼻底。腭裂的患儿通常会出现牙齿排列错乱及面中部凹陷,部分患儿同时伴有听力功能障碍。腭裂的主要表现为腭部裂开,根据严重程度可分为软腭裂、不完全性腭裂、单侧完全性腭裂和双侧完全性腭裂。面裂的患儿在产检时即可发现,并且面裂可能伴有其他对患儿生命和功能有严重影响的并发症,如面裂伴有下眼睑缺失时,眼球失去保护,容易并发角膜炎,甚至有失明的风险。

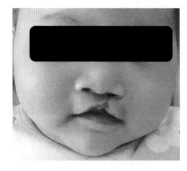

单侧不完全性唇裂

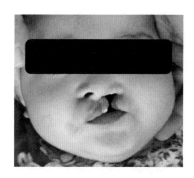

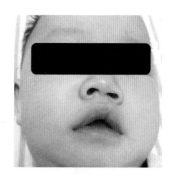

单侧完全性唇裂

唇隐裂

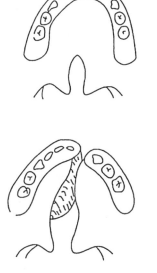

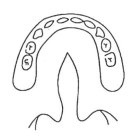

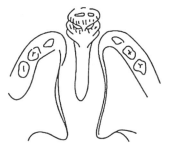

腭裂示意图

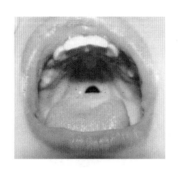
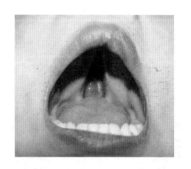

软腭裂　　　　　　　　　不完全性腭裂

对唇裂的治疗，一般认为进行唇裂整复术的最合适年龄为 3~6 月龄，体重达 5~6kg。唇裂患儿术后通常会出现患侧鼻孔塌陷，唇部常有手术瘢痕、唇峰不对称，可能需要二期手术修整外形，以达到美观的目的。

腭裂手术治疗的主要目的是恢复腭部的解剖形态，重建良好的腭咽闭合功能，改善患儿吮吸、吞咽、语音、听力等生理功能。但部分腭裂患儿手术后会出现鼻音过重、腭部裂开、腭瘘等现象，需要二次手术治疗。腭裂患儿术后进行语音训练非常重要。部分腭裂患者还伴有牙床裂（牙槽突裂），需要在修复腭部裂隙后进行第二次手术，修复牙床上的裂隙。

面裂的治疗较为复杂，一般优先治疗对患儿生命和功能有严重影响的畸形。

在唇裂、腭裂及面裂的治疗中，应优先恢复患儿的正常生理结构，满足其正常生理功能。为了患儿的心理健康发育，整个治疗是一个序列治疗，涉及美观、发音、听力等多方面功能需求，因此，唇裂、腭裂及面裂的治疗应多学科联合，循序渐进。

二、小颌畸形

小颌畸形综合征并不常见，全球发病率为 1/14 000~1/8 500，可能与宫内感染、母体营养不良、药物、放射线接触及显性遗传有关。孕期巨细胞病毒感染，病毒可经胎盘感染胎儿而诱发小颌畸形。

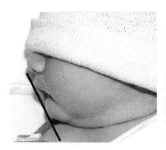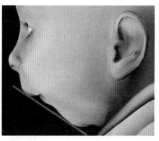

小颌畸形临床表现

患儿常有典型的下颌特小的"鸟状面容",可合并腭裂、舌下垂、心血管畸形等,本病可伴有眼缺陷、骨骼畸形、耳廓畸形、中耳及内耳结构异常引起的耳聋、先天性心脏病与智力低下等。

治疗上,首先应注意对患儿的护理,采取侧位或俯卧位,以防舌根后坠。采用鼻饲管喂养,严重者可行胃造瘘以保证患儿营养。可采取手术方式纠正畸形,改善患儿由畸形引起的呼吸困难和喂养困难。

小颌畸形综合征患儿病死率高,预后较差。患儿常因喂养困难、营养不良、呼吸窘迫、肺部感染和心血管畸形而死亡。随着医疗水平的提升,大部分患儿经过有效手术治疗,基本可以治愈,不会影响正常寿命。但要注意定期复查,评估患儿生长发育等情况。

三、牙发育异常

牙发育异常,是在牙齿长期发育过程中,牙的结构、形态、数目和萌出方面出现异常,常同时伴有牙的颜色改变,影响美观及牙齿正常咀嚼功能。

胎传梅毒、营养不良、用药不当或乳牙局部感染等都可能影响牙齿的结构、数量等,遗传因素也起到了部分作用。

患儿牙齿数目不足或过多,可以通过 X 线检查发现。畸形牙,大部分通过肉眼观察即可发现,有一种畸形牙需要拍摄 X 线片方可确诊,即牙髓腔形态异常,这样的牙齿通常呈现牙冠长、牙根短的形态,但对身体健康无明显影响。

牙齿结构异常,分为釉质发育不全、牙本质发育不全、氟斑牙、梅毒牙和萌出前牙冠内缺损。釉质发育不全主要表现为黄褐色或白垩色牙齿,牙冠表面有釉质的实质性缺损。牙本质发育不全则没有牙齿表面釉质的实质性缺损,但全口牙齿呈半透明的灰蓝色、棕黄色或棕红色,且全口牙齿都极易磨损。氟斑牙表现为同一时期萌出的牙齿(如左右两侧的同名牙齿)釉质上有白垩色到褐色的斑块,可以没有釉质的实质性缺损,但严重的氟牙症患者也会出现釉质缺损。梅毒牙表现为切牙的牙冠呈半圆形或有桶状牙齿,又称为桑葚牙,非常具有辨识度。萌出前牙冠内缺损通常无症状,一般在进行其他牙齿检查时拍摄 X 线片偶然发现。

牙齿萌出异常表现为牙齿萌出过早、过晚,或牙齿过早或过晚脱落、牙齿错位萌出。牙齿萌出过早、乳牙过晚脱落或牙齿错位萌出会出现一个很常见的现象即"双排牙"。

所有牙齿发育异常的治疗都需要遵循早发现、早治疗原则。因此,建议各位家长在患儿的生长发育期,定期带患儿前往医院进行口腔检查。针对牙齿发育异常的治疗,应优先考虑异常牙齿需要行使的功能,如前牙的美观功能、后牙的咀嚼功能。牙齿功能正常后,才能更好地促进患儿生长发育及身心健康。

(鲁　勇)

第十节　皮肤疾病及治疗

一、色素痣

色素痣非常常见,无论男女老少,几乎人人都有。色素痣在出生时即可发现,可以与皮肤平齐或稍稍凸出于皮肤表面,颜色从浅褐色到黑色,深浅、大小、数量均不一致。

色素痣属于发育畸形的一种,一般为直径<6mm 的圆形病损,存在于皮肤表面,常对称分布,界限清楚,边缘规则,色泽均匀,可凸起于皮肤表面或与皮肤表面平齐。数目多少不等,单个、数个甚至数十个,有些损害处可有一根至数根短而粗的黑毛。

色素痣除了美容需要,一般无须治疗。但需要注意,应减少摩擦和外来因素损伤痣体。尤其是生长在手掌、脚掌、腰围、腋窝、腹股沟、肩部等易摩擦部位的色素痣,应密切观察,特别是一些边缘不规则、颜色不均匀、直径≥1.5cm 的损害更应该注意。一旦发现迅速扩展或部分高起或破溃、出血时应及时切除,治疗要彻底,否则残留痣细胞易复发。

二、血管瘤

血管瘤是胚胎期间成血管细胞增生而形成的常见于皮肤和软组织内的先天性良性肿瘤或血管畸形。目前血管瘤的病因尚不明确,可发生于全身各处,发生于口腔颌面部的血管瘤占全身血管瘤的 60%,其次是躯干(25%)和四肢(15%)。其中大多数发生于颜面皮肤、皮下组织,以及口腔黏膜如舌、唇、口底等组织。毛细血管型血管瘤表现为鲜红或紫红色的斑块,与皮肤表面平齐或稍隆起,边界清楚,形状不规则,大小不等。以手指压迫肿瘤时,颜色褪去;压力解除后,颜色恢复。海绵状血管瘤表现为大小不等的紫红、暗红或青红色结节或斑块,质地软,会因低头时充血而扩大,当恢复正常体位后又恢复正常大小;挤压时肿块体积会缩小,去除压力后恢复。蔓状血管瘤会高高鼓起,呈现念珠状或蚯蚓状形态,用手指按压肿块时可以感受到动脉搏动的感觉。

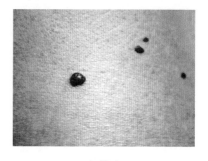

血管瘤

部分良性血管瘤可自行消退,但自然病程消退时间相对不确定,且常会残留不同程度的色素沉着或瘢痕,大部分患者可以通过药物治疗、激光治疗、手术治疗达到良好的治疗效果,若血管瘤为恶性,则应在手术后视情况进行放疗或化疗。

(鲁 勇)

参考文献

［1］王巧梅. 妇幼健康促进与出生缺陷防治策略 [J]. 中国妇幼健康研究, 2020, 31 (9): 1129-1131.

［2］秦怀金, 朱军. 中国出生缺陷防治报告 [M]. 北京: 人民卫生出版社, 2013.

［3］CHRISTIANSON A, HOWSON C, MODELL C. March of Dimes Global Report on Birth Defects: The Hidden Toll of Dying and Disabled Children [C]. Latent Variable Analysis & Signal Separation-international Conference, 2006.

［4］BEAMES T G, LIPINSKI R J. Gene-environment interactions: Aligning birth defects research with complex etiology [J]. Development, 2020, 147 (21): 191064.

［5］国家卫生健康委员会. 关于印发全国出生缺陷综合防治方案的通知 [EB/OL].(2018-09-01)[2022-03-01]. http://www. nhc. gov. cn/fys/s3589/201809/9644ce7d265342779099d54b6962a4e0. shtml.

［6］吴怡, 程蔚蔚. 我国出生缺陷防治体系的长足发展及技术进展 [J]. 中国计划生育和妇产科, 2019, 11 (9): 4-7.

［7］王巧梅. 妇幼健康促进与出生缺陷防治策略 [J]. 中国妇幼健康研究, 2020, 31 (9): 1129-1131.

［8］王树玉. 出生缺陷的防治及研究进展 [J]. 中国优生与遗传杂志, 2019, 27 (8): 897-900, 931.

［9］李兰芝, 薛红丽. 出生缺陷干预指导手册 [M]. 兰州: 兰州大学出版社, 2009.

［10］张世琨, 李笑天. 孕前优生健康检查风险评估指导手册 [M]. 北京: 中国人口出版社, 2013.

［11］谢幸, 孔北华, 段涛. 妇产科学 [M]. 9 版. 北京: 人民卫生出版社, 2018.

［12］缪慧娴, 林建华. 妊娠合并心脏病的早期识别与分层管理 [J]. 实用妇产科杂志, 2021, 37 (03): 175-178.

［13］杨孜, 张为远.《妊娠期高血压疾病诊治指南 (2020)》解读 [J]. 中华妇产科杂志, 2020, 55 (06): 425-432.

［14］中华医学会风湿病学分会, 国家皮肤与免疫疾病临床医学研究中心, 中国系统性红斑狼疮研究协作组. 2020 中国系统性红斑狼疮诊疗指南 [J]. 中华内科杂志, 2020, 59 (03): 172-185.

［15］杨慧霞, 狄文. 国家卫生和计划生育委员会住院医师规范化培训规划教材: 妇产科学 [M]. 北京: 人民卫生出版社, 2016.

［16］冯慧, 赵健, 杨慧霞. 妊娠女性宫颈癌筛查及管理 [J]. 中国计划生育和妇产科, 2021, 13 (5): 3-5.

［17］李艳辉, 梁静, 况燕, 等. 围妊娠期女性新型冠状病毒肺炎疫苗接种的专家共识 [J]. 中国病毒病杂志, 2021, 11 (5): 330-333.

［18］吕远, 刘彩霞. 遗传性疾病史女性孕前咨询要点 [J]. 中国实用妇科与产科杂志, 2018, 34 (12): 1348-1352.

［19］中华医学会妇产科学分会妊娠期高血压疾病学组. 妊娠期高血压疾病诊治指南 (2020)[J]. 中华妇产科杂志, 2020, 55 (4): 227-238.

［20］中华医学会妇产科学分会产科学组, 中华医学会围产医学分会妊娠合并糖尿病协作组. 妊娠合并糖尿病诊治指南 (2014)[J]. 中华妇产科杂志, 2014, 49 (8): 561-569.

［21］中华医学会围产医学分会. 妊娠期铁缺乏和缺铁性贫血诊治指南 [J]. 中华围产医学杂志, 2014, 17 (7): 451-454.

［22］中华医学会血液学分会红细胞疾病 (贫血) 学组. 自身免疫性溶血性贫血诊断与治疗中国专家共识 (2017 年版)[J]. 中华血液学杂志, 2017, 38 (4): 265-267.

［23］中华医学会妇产科学分会产科学组. 妊娠合并心脏病的诊治专家共识 (2016)[J]. 中华妇产科杂志, 2016, 51 (6): 401-409.

［24］中国系统性红斑狼疮研究协作组专家组. 中国系统性红斑狼疮患者围产期管理建议 [J]. 中华医学杂志, 2015, 95 (14): 1056-1060.

［25］EUROPEAN MEDICINES AGENCY. European Medicines Agency recommends changes to the use of metoclopramide [EB/OL].(2013-07-26)[2022-03-01]. http://www. ema. europa. eu.

［26］王昊, 漆洪波. 2019 ADA "妊娠合并糖尿病管理" 指南要点解读 [J]. 中国实用妇科与产科杂志, 2019, 35 (08): 890-894.

［27］全军计划生育优生优育专业委员会. 妊娠期 TORCH 筛查指南 [J]. 解放军医药杂志, 2014, 26 (1): 102-116.

［28］王临虹. 预防艾滋病母婴传播技术指导手册 [M]. 北京: 人民卫生出版社, 2011.

［29］ MORETTON M A, BERTERA F, LAGOMARSINO E, et al. Advances in therapy for the prevention of HIV transmission from mother to child [J]. Expert Opin Pharmacother, 2017, 18 (7): 657-666.

［30］ 刘志华, 尹雪如, 姜荣龙, 等.《阻断乙型肝炎病毒母婴传播临床管理流程 (2021 年)》更新要点解读 [J]. 中华传染病杂志, 2021, 39 (6): 325-327.

［31］ 王爱玲. 妊娠期艾滋病、梅毒和乙型肝炎母婴传播现状与防治策略 [J]. 中华产科急救电子杂志, 2020, 9 (04): 193-194.

［32］ 中华医学会围产医学分会,《中华围产医学杂志》编辑委员会. 孕产妇流感防治专家共识 [J]. 中华围产医学杂志, 2019 (2): 73-78.

［33］ 马玉燕. 新型冠状病毒感染疫情期孕产妇管理建议 [J]. 山东大学学报 (医学版), 2020, 58 (3): 38-43.

［34］ 中国医师协会超声医师分会. 中国产科超声检查指南 [M]. 北京: 人民卫生出版社, 2019.

［35］ 李欣, 邵剑波, 宁刚. 胎儿 MRI 中国专家共识 [J]. 中华放射学杂志, 2020, 54 (12): 1153-1161.

［36］《中华围产医学杂志》编辑委员会, 中华医学会围产医学分会, 中华医学会妇产科学分会产科学组, 等. 妊娠期应用辐射性影像学检查的专家建议 [J]. 中华围产医学杂志, 2020, 23 (3): 145-149.

［37］ 朱铭. 磁共振技术在产前诊断中应用新进展 [J]. 实用妇产科杂志, 2018, 34 (11): 811-813.

［38］ CARTA S, KAELIN A A, BELCARO C, et al. Outcome of fetuses with prenatal diagnosis of isolated severe bilateral ventriculomegaly: systematic review and meta-analysis [J]. Ultrasound Obstet Gynecol, 2018, 52 (2): 165-173.

［39］ DI MASCIO D, SILEO F G, KHALIL A, et al. Role of magnetic resonance imaging in fetuses with mild or moderate ventriculomegaly in the era of fetal neurosonography: systematic review and meta-analysis [J]. Ultrasound Obstet Gynecol, 2019, 54 (2): 164-171.

［40］ MANGANARO L, BERNARDO S, ANTONELLI A, et al. Fetal MRI of the central nervous system: State-of-the-art [J]. Eur J Radiol, 2017 (93): 273-283.

［41］ DRUGAN A, WEISSMAN A. Multi-fetal pregnancy reduction (MFPR) to twins or singleton-medical justification and ethical slippery slope [J]. J Perinat Med, 2017, 45 (2): 181-184.

［42］ 李胜利, 罗国阳. 胎儿畸形产前超声诊断学 [M]. 2 版. 北京: 科学出版社, 2017.

［43］ [美] ABUHAMAD A,[德] CHAOUI R. 早期妊娠胎儿畸形超声诊断 [M].

李胜利, 译. 北京: 北京科学技术出版社, 2020.

［44］ NORTON M E, SCOUTT L M, FELDSTEIN V A. CALLEN 妇产科超声学 [M]. 杨芳, 栗河舟, 宋文龄, 译. 6 版. 北京: 人民卫生出版社, 2019.

［45］ KAZUI H, MIYAJIMA M, MORI E, et al. Lumboperitoneal shunt surgery for idiopathic normal pressure hydrocephalus (SINPHONI-2): an open-label randomised trial [J]. Lancet Neurology, 2015, 14 (6): 585-594.

［46］ 中华医学会超声医学分会妇产超声学组. 胎儿唇腭裂产前超声检查专家 共识 [J]. 中华超声影像学杂志, 2021, 30 (1): 4.

［47］ 俞钢, 蔡纯, 何枚瑶. 先天性肺气道畸形组织学特点及发病机制研究进展 [J]. 中华围产医学杂志, 2020, 23 (11): 787-791.

［48］ MEHOLLIN-RAY A R. Congenital diaphragmatic hernia [J]. Pediatric Radiology, 2020, 50 (13): 1855-1871.

［49］ AYDIN E, LIM F Y, KINGMA P, et al. Congenital diaphragmatic hernia: the good, the bad, and the tough [J]. Pediatric Surgery International, 2019, 35 (3): 303-313.

［50］ 王富强, 姜大朋, 徐青雨, 等. 先天性肾脏和尿路畸形发生机制研究进展 [J]. 中华围产医学杂志, 2021, 24 (9): 714-717.

［51］ CHIODINI B, GHASSEMI M, KHELIF K, et al. Clinical Outcome of Children With Antenatally Diagnosed Hydronephrosis [J]. Frontiers in Pediatrics, 2019 (7): 103.

［52］ 张忠路, 段仰灿, 王聪, 等. 食管闭锁的产前超声诊断 [J]. 中国超声医学杂 志, 2019, 35 (10): 4.

［53］ 杨星海, PIERRO A, 武沙丽. 胎儿腹部包块的自然过程 [J]. 中华小儿外科 杂志, 2003, 24 (4): 2.

［54］ 钟兰, 王晓东, 余海燕. 胎儿骶尾部畸胎瘤研究进展 [J]. 实用妇产科杂志, 2019, 35 (1): 3.

［55］ WOHLMUTH C, BERGH E, BELL C, et al. Clinical Monitoring of Sacrococcygeal Teratoma [J]. Fetal Diagnosis and Therapy, 2019, 46 (5): 1-8.

［56］ 蔡纯. 新生儿腹裂的诊治进展 [J]. 国际儿科学杂志, 2020, 47 (8): 4.

［57］ FROEMEL D, MEURER A. Congenital Bone Disorders [M]. London: Springer, 2015.

［58］ 赵雪婷, 漆洪波. 骨骼发育不良的孕妇产前评估和分娩专家共识解读 [J]. 实用妇产科杂志, 2019, 35 (1): 3.

［59］ 中华医学会围产医学分会胎儿医学学组, 中华医学会妇产科学分会产科学 组. 非免疫性胎儿水肿临床指南 [J]. 中华围产医学杂志, 2017, 20 (11): 769-775.

［60］国家卫生计生委办公厅. 国家卫生计生委办公厅关于规范有序开展孕妇外周血胎儿游离 DNA 产前筛查与诊断工作的通知 (EB/OL).(2016-10-27)[2022-02-03]. http://www. nhc. gov. cn/fys/s3581/201611/0e6fe5bac1664ebd-a8bc28ad0ed68389. shtml.

［61］黄荷凤, 乔杰, 刘嘉茵, 等. 胚胎植入前遗传学诊断/ 筛查技术专家共识 [J]. 中华医学遗传学杂志, 2018, 35 (2): 151-155.

［62］DE RYCKE M, BERCKMOES V. Preimplantation Genetic Testing for Monogenic Disorders [J]. Genes, 2020, 11 (8): 871.

［63］BROIDES A, NAHUM A, MANDOLA A B, et al. Incidence of typically Severe Primary Immunodeficiency Diseases in Consanguineous and Non-consanguineous Populations [J]. Journal of clinical immunology, 2017, 37 (3): 295-300.

［64］国家卫生健康委. 国家卫生健康委关于印发开展产前筛查技术医疗机构基本标准和开展产前诊断技术医疗机构基本标准的通知 [EB/OL].(2020-01-13)[2022-02-03]. http://www. nhc. gov. cn/fys/s3589/202001/7db164d969 474463bba34bebffcc8305. shtml.

［65］赵正言, 顾学范. 新生儿遗传代谢病筛查 [M]. 北京: 人民卫生出版社, 2015.

［66］JONAS R A. 先天性心脏病外科综合治疗学 [M]. 刘锦纷, 译. 2 版. 上海: 上海世界图书出版社, 2016.

［67］李娜, 富建华. 早产儿动脉导管未闭药物治疗现状及进展 [J]. 中华新生儿科杂志, 2018, 1 (13): 72-76.

［68］HOFFMAN J I. The challenge in diagnosing coarctation of the aorta [J]. Cardivasc J Afr, 2018, 29 (4): 252-255.

［69］王辉山, 李守军. 先天性心脏病外科治疗中国专家共识 (十): 法洛四联症 [J]. 中国胸心血管外科临床杂志, 2020, 27 (11): 1247-1254.

［70］JANCELEWICZ T, BRINDLE M E, GUNER Y S, et al. Toward Standardized Management of Congenital Diaphragmatic Hernia: An Analysis of Practice Guidelines [J]. J Surg Res, 2019 (243): 229-235.

［71］KUNISAKI S M. Narrative review of congenital lung lesions [J]. Transl Pediatr, 2021 (10): 1418-1431.

［72］胡亚美, 江载芳. 诸福棠实用儿科学 (精)[M]. 7 版. 北京: 人民卫生出版社, 2012.

［73］COUGHLIN M A, GUPTA V S, EBANKS A H, et al. Incidence and outcomes of patients with congenital diaphragmatic hernia and pulmonary sequestration [J]. Journal of Pediatric Surgery, 2021, 56 (6): 1126-1129.

［74］郑跃杰. 先天性肺发育异常 [J]. 中华实用儿科临床杂志, 2016, 31 (16):

1209-1211.

［75］ 施诚仁, 金先庆, 李仲智. 小儿外科学 [M]. 4 版. 北京: 人民卫生出版社, 2013.

［76］ ETHUN C G, FALLON S C, CASSADY C I, et al. Fetal MRI improves diagnostic accuracy in patients referred to a fetal center for suspected esophageal atresia [J]. J Pediatr Surg, 2014, 49 (5): 712-715.

［77］ NAKAYAMA D K. The history of surgery for esophageal atresia [J]. J Pediatr Surg, 2020, 55 (7): 1414-1419.

［78］ 谢华, 唐维兵. 规范、统一先天性巨结肠分型的建议 [J]. 临床小儿外科杂志, 2021, 20 (3): 212-216.

［79］ LU C, XIE H, LI H, et al. Feasibility and efficacy of home rectal irrigation in neonates and early infancy with Hirschsprung disease [J]. Pediatr Surg Int, 2019, 35 (11): 1245-1253.

［80］ DRISSI F, MEURETTE G, BAAYEN C, et al. Long-term Outcome of Hirschsprung Disease: Impact on Quality of Life and Social Condition at Adult Age [J]. Dis Colon Rectum, 2019, 62 (6): 727-732.

［81］ 贾慧敏, 王维林. 肛门直肠及畸形发育胚胎学研究进展 [J]. 中华小儿外科杂志, 2003 (02): 70-71.

［82］ SARKAR A, AL SHANAFEY S, MOURAD M, et al. No-fistula vs. fistula type anorectal malformation: Outcome comparative study [J]. J Pediatr Surg, 2018, 53 (9): 1734-1736.

［83］ WOOD R J, LEVITT M A. Anorectal Malformations [J]. Clin Colon Rectal Surg, 2018, 31 (2): 61-70.

［84］ 董蒨. 小儿肝胆外科学 [M]. 2 版. 北京: 人民卫生出版社, 2017.

［85］ SHIN H J, YOON H, HAN S J, et al. Key imaging features for differentiating cystic biliary atresia from choledochal cyst: prenatal ultrasonography and postnatal ultrasonography and MRI [J]. Ultrasonography, 2021, 40 (2): 301-311.

［86］ 蔡纯. 新生儿腹裂的诊治进展 [J]. 国际儿科学杂志, 2020, 47 (8): 544-547.

［87］ WISSANJI H, PULIGANDLA P S. Risk stratification and outcome determinants in gastroschisis [J]. Semin Pediatr Surg, 2018, 27 (5): 300-303.

［88］ 孙虹, 张罗. 耳鼻咽喉头颈外科学 [M]. 9 版. 北京: 人民卫生出版社, 2018.

［89］ 张志愿. 口腔颌面外科学 [M]. 8 版. 北京: 人民卫生出版社, 2020.

［90］ 张学军, 郑捷. 皮肤性病学 [M]. 9 版. 北京: 人民卫生出版社, 2018.

48